患者の声から
考える看護

渡邉順子

静岡県立大学大学院看護学研究科 特任教授

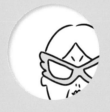

医学書院

●著者略歴

渡邉順子 Yoriko WATANABE

静岡県立大学大学院看護学研究科 特任教授

名古屋保健衛生大学（現 藤田医科大学）にて看護学士、大阪大学大学院医学系研究科にて保健学博士を取得。名古屋大学医学部保健学科看護学専攻助教授、聖隷クリストファー大学看護学部学部長、静岡県立大学大学院看護学研究科長を経て、現職。著書に『基礎看護学テキスト—EBN志向の看護実践 改訂第2版』（共著、南江堂）、『実践へのフィードバックで活かす ケア技術のエビデンス』（共著、へるす出版）、『これからの看護研究—基礎と応用 第3版』（共著、ヌーヴェルヒロカワ）、『排泄リハビリテーション 理論と臨床』（共著、中山書店）ほか。
日本看護技術学会副理事長、特定非営利活動法人愛知排泄ケア研究会理事。
看護基礎教育に携わり35年、しなやかにしたたかに看護るナースの応援団長！

患者の声から考える看護

発　　行　2020 年 3 月 15 日　第 1 版第 1 刷©

著　　者　渡邉順子

発行者　　株式会社　医学書院
　　　　　代表取締役　金原　俊
　　　　　〒113-8719　東京都文京区本郷 1-28-23
　　　　　電話　03-3817-5600（社内案内）

印刷・製本　アイワード

Prologue

　あれから20年、早いものです。当時、看護専門書（のつもりでした
が）では珍しい4コマ漫画で、新人看護師の悪戦苦闘を展開する本を書
きました（『すき♥すき♥スキル ナース若葉のケアナビ99』学研、
1999年発行）。すでに絶版になっていますが、考えてみればあの新人看
護師は、中堅看護師になっているはずです。中堅看護師になって、今の
新人看護師にどんなメッセージを伝えるのだろうと考えはじめました。

　ところで、この20年間、看護基礎教育で強調されてきたのは「コミュ
ニケーション」と「アセスメント」能力の強化です。教育が一朝一夕に
はできないと誰もが承知しています。そもそも、教育は、レトルト食品
のように温めたらすぐ食べられるような代物ではありません。むしろ、レ
トルト化するまでの食材選びから調理方法を進化させるのが教育でしょ
う。もちろん、それを食する人に合わせたものが求められるはずです。

　食する人とは看護師なのでしょうか、それとも患者さんでしょうか。
その両者でしょう。看護師が理想とする看護は、患者さんにとっても理
想的な看護のはずです。

　でも現実はなかなか難しい。患者さんは、看護師が懸命に看護をしよ
うとしていることには気づいています。でもなぜか看護師は、患者さん
が求める看護と自分の看護がズレていることに気づいていないのかもし
れません。実はホントの看護をしていないんじゃないかと戸惑いながら
も、どうしたらいいのかわからないということもあるでしょう。

　「こんな看護をしたい！」という看護師の思い込みではなく、「こんな
看護が欲しい！」患者さんの声に耳を傾けませんか？

　患者さんの声が看護師に届きますように。そして患者さんの本音に気
づきますようにと願いながら、本書で改めて、ホントの看護を問います。

　悩ましい患者さんと看護師を救うのは、いったい誰？

　では、ごゆっくりお楽しみください。

　2020年1月　令和の幕開けに新たな希望をもって

渡邉順子

contents

Prologue | 3

Chapter 1 　いざ、病院へ

01 病院に行けない！ | 8
02 レッドフラッグサイン──オナカがイタイ | 14
03 今、それ聞く？ | 20
04 狭いところは無理なんです！ | 28
05 お尻にカメラはカンベン！ | 34

Chapter 2 　覚悟はしてたけど

01 胃カメラは 2 度目でも無理！ | 42
02 点滴の敵は誰？ | 48
03 こんなはずじゃなかった… | 54
04 全身麻酔、大人だってコワイ！ | 60

Chapter 3 　気持ちよく回復したい

01 ココロまで縛らないで | 68
02 長い長い病院の夜 | 74
03 熱いお風呂が好き | 80

Chapter 4 　我慢しなきゃダメ？

01 ナースコールはナースコナイ！ | 86
02 どれが効いているの？ | 92
03 リハビリは呪文？ | 98
04 痛くない、痛くない | 104

Chapter 5 ❦当たり前のこと、叶えたい

01 悩ましき夜の頻尿│110
02 自分で食べたい│116
03 トイレに行きたい│122

Chapter 6 ❦あなたはだれ？

01 なんて呼べばいいの？│130
02 パソコン見ないで、私を見て│136
03 やさしく叱って│142
04 バッドニュースはもううんざり！│148

Chapter 7 ❦帰りたい、帰れない

01 徘徊ではありません│156
02 私の最期はいつ、どこで？│162
03 生きてきたように逝きたい│168

Epilogue│177
索引│178

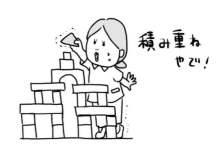

積み重ね やで！

ブックデザイン 遠藤陽一（デザインワークショップジン）
マンガ＆イラスト chiomi

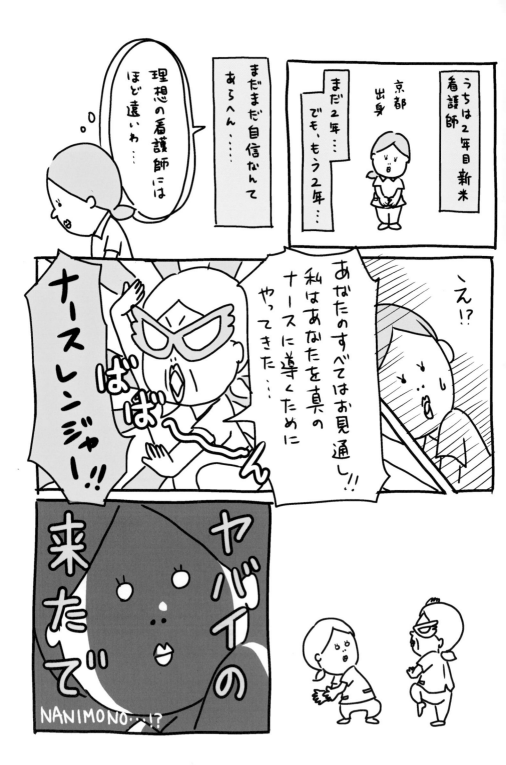

いざ、病院へ

病院に行けない！

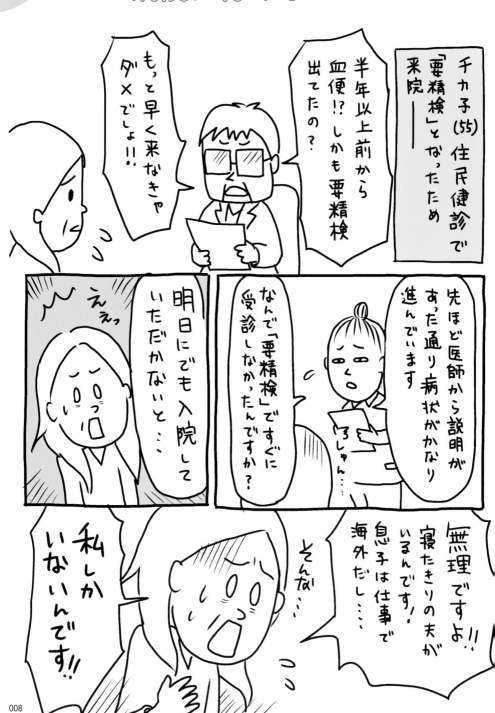

------ 患者のミカタ ------

私が何か悪いことしたの？ 医者も看護師もは私を責めるような言い方しかしない！ 病院の送り迎えをしてくれていた夫が倒れて、自分の身体どころじゃなかったのに。病院に来ることは、そんなに簡単じゃないのよ！

------ 看護のミカタ ------

がんじゃないかと相当不安だったのね。でも、住民健診で精密検査を受けるよう指摘されてたんだから、もっと早く病院を受診しなきゃね。早期発見、早期治療って昔からいわれてるのに、どうして先延ばししちゃったのかな…？

病院受診はハードルが高い？

　40歳以上のがん検診の受診率は年々、増加しています。特に男性は女性よりその増加率が高く、これは勤務先での強制的な健診によるものと思われます。一方で女性は正規労働者の比率が男性よりもまだ低く、非正規労働者（パート勤務）や専業主婦は、自治体による住民健診に頼らざるを得ません。また、がん検診後「要精検」となった場合の再受診率は、男女を問わず10%前後と低いことが「早期発見・早期治療」を阻む問題とされています[1]。

　早期発見・早期治療は、がん以外でも重要なスローガンです。しかし、現実的には、タイムリーに病院に行ける人がどのくらいいるのでしょう？ 今、この本を読んでいるあなたも、病院受診はついつい後回しにしてしまっていませんか？

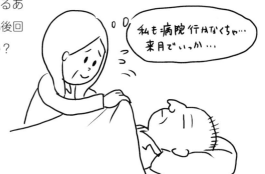

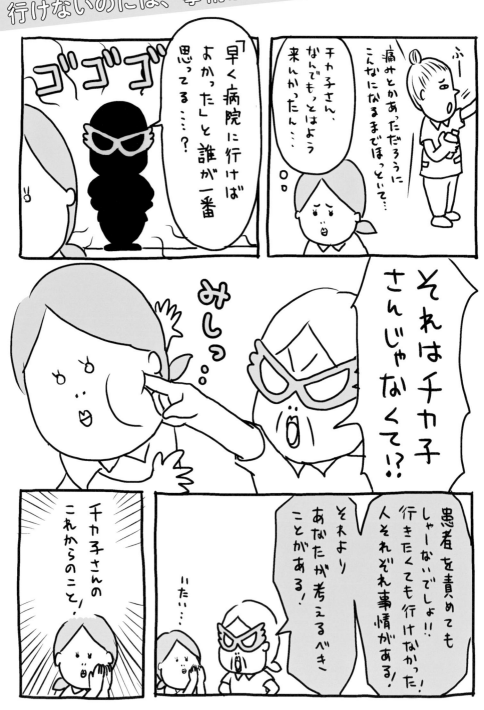

優先順位は人それぞれ！

　看護師や医師は、まず患者の生命尊重を第一に考えます。そのため、まずは患者の生理的な障害を回避するための方略を考えます。患者の健康回復・維持・増進を追求することを最善とした価値観が最優先されるのです。それはプロの看護師として正しい考え方です。

　ところが、一般市民・患者は、そうではありません。自分の身体は自分自身が一番よく知っているとの思い込みから、自分の身体のことは後回しにしたくなります。幼い子どもや年老いた家族を抱えている場合や、働き盛りや受験生など、さまざまなライフイベントの真っただ中にいる場合は、その傾向は特に強いものになるでしょう。多くの人にとって、自分の身体は「二の次」になっているのです。そして、いつもと違うかもと気にしつつ、日々の生活を優先させているものです。

本当に「もっと早く受診していたら」悪くならなかった？

　病院に行く・行かないという問題以前に、定期的に受診さえしていれば、がんは早期発見・早期治療できるのか？ という問題があります。

　検査機器の発達により、今は1ｃｍに満たない小さながんも発見できるようになっています。しかしこの段階で、タイミングよく検査をして、いわゆる「早期」に「発見・治療」することができるでしょうか？　これは宝くじを当てるより難しいことかもしれません。

　チカ子さんが半年前に再受診していても、そこで早期発見・早期治療ができていたかは不明です。**早期に受診しなかった患者を責めても何も解決できない**のです。

何気ない一言が患者を責める

　チカ子さんは夫の介護など日常の忙しさに追われ、病院になかなか行けませんでした。身体の不調は感じつつも、受診どころではなかったのかもしれません。「もしかしたら大変な病気かも…？」と不安で、病院に行くのが怖かったという面もありそうです。

　そんな中、ようやくチカ子さんは重い腰を上げて病院に来ました。それなのに「なんでもっと早く受診しなかったのですか？」と言われたら、責められているような気持ちになるのも無理はありません。医療者が軽い気持ちで言った一言が、"診てもらう"側の患者には「怒られた」「責められた」ようにとらえられることはよくあることです。

　まずは話をじっくり聴き、本人の希望や困っていることを確かめることが大切です。**決して受診が遅くなったことを責めてはいけません！**

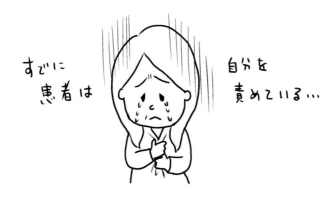

すでに
患者は

自分を
責めている…

診察・治療を受けやすくするためにできること

　チカ子さんには、介護が必要な夫がいます。チカ子さんに安心して治療を受けてもらうためには、多職種と連携して今後の方策を考えていく必要があります。

- 夫の担当医や担当（訪問）看護師に相談する。
- 夫の介護サービスを充実させるようケアマネージャーと相談してもらう。

- チカ子さん本人の治療を優先できるよう、夫の短期入所が可能な施設がないか、MSW（医療ソーシャルワーカー）に照会してもらう。
- がんのこと、夫の介護について、相談できる患者グループを探し、支援してもらう。

✿「要精検」という健診結果を伝えられただけでは、再受診の優先順位は低いままです。受診しやすくするためには、健診結果の伝え方にもひと工夫が必要です。

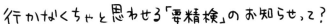

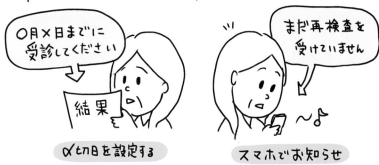

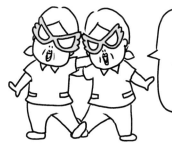

文献

1）国立がん研究センターがん情報サービス：がん登録・統計 がん検診の都道府県別プロセス指標. 2018. https://ganjoho.jp/reg_stat/statistics/stat/process-indicator.html（2019年10月最終アクセス）

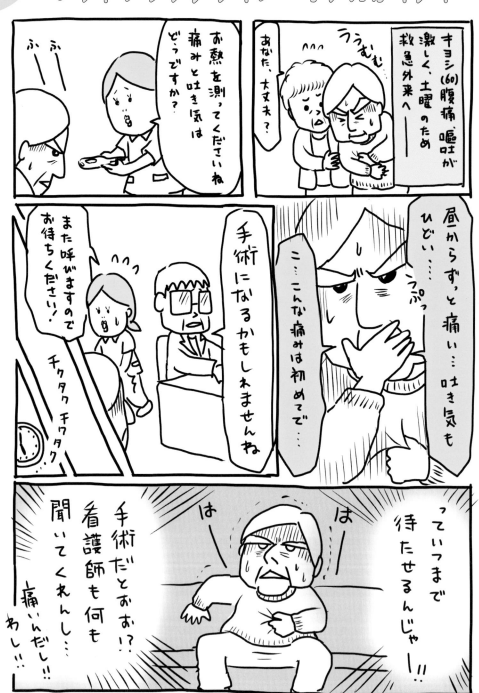

患者のミカタ

ただ待たされるなら、自宅にいた方がマシ。だから、病院には来たくなかったんだ！ 手術なんてまっぴらゴメン。看護師はほったらかし。痛いし苦しいし、早く楽にしてくれ〜！

看護のミカタ

救急外来には次々と患者が来るさかい、医師の指示に従うて動くだけで精いっぱい。今まで入院や手術経験のあらへん初診患者の症状を的確に把握するんは、ほんまにむずいわ…

レッドフラッグサインを見逃すな！

　よくみられる腹痛や悪心・嘔吐は、消化器以外の病気でも起こりうる症状です。突然の発症で頭痛などを伴う場合には、脳卒中など急を要する疾患である可能性があります。また、突然発症する緊急性の高い腹部疾患としては、消化管穿孔、腹部大動脈瘤破裂、子宮外妊娠、卵巣出血、肝細胞がん破裂、急性心筋梗塞、上腸間膜動脈血栓症、絞扼性イレウス、卵巣・精巣捻転など、多岐にわたって考えられます。さらに、急性発症の腹痛は、救急外来を受診する患者の5〜10%を占め、そのうち重篤または手術が必要になる患者は20%前後といわれています[1]。

　初期対応の遅れによる急速な病状悪化を防ぐために、緊急性があるか否かを判断する危険な徴候や重篤な疾患を疑うサイン（気づき）を**レッドフラッグサイン**といいます。レッドフラッグサインを見逃さないために有効なツールとして、**OPQRST**があります。限られた時間の中で患者の訴えを効率的に聴くことができる技術を身に付けることが重要です。

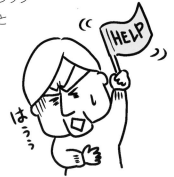

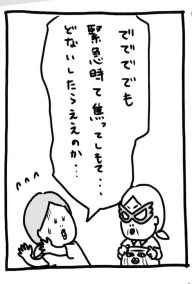

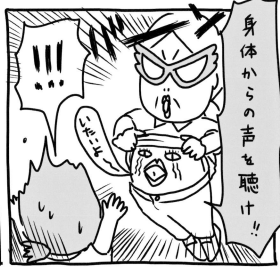

身体からの声を聴け!!

でででても緊急時て焦ってしもて…どないしたらええのか…

!!!

いた…よ

キーワードは「OPQRST」!!

Onset
（発症様式）
痛みはいつからですか?

Palliative **P**rovocative
（増悪・寛解因子）
痛みが強くなったり弱まったりしますか?

効率的な問診が重要よ!!

Quality **Q**uantity
（症状の性質・程度）
どのような痛みですか?

Region **R**adiation
（場所・放散の有無）
痛みの場所はどこですか?

associated **S**ymptom
（随伴症状）
痛みのほかに症状はありますか?

Time course
（時間経過）
痛みはずっと続いていますか?

いつから、どのように始まったか？（Onset）

　痛みが発症した時間やその時何をしていたかを詳細に答えられる場合は緊急性が高く、痛みがいつから発症したのか曖昧な場合は、緊急性は低いと考えられます。

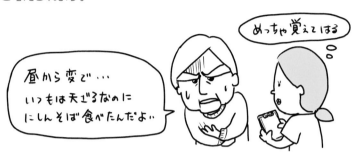

何をしたら痛い？ 痛くない？ (Palliative/Provocative)

　身体を動かしたり、咳き込んだり、あるいは、空腹時や食後／飲酒後に痛みが強くなる場合は、腹膜炎、十二指腸潰瘍、胃潰瘍、急性膵炎などを疑います。嘔吐や排便によって痛みが治まる、逆に嘔吐しても排便はなく、痛みが治まらない時は腸管疾患を疑います。

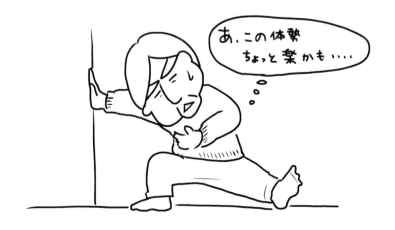

どんなタイプの症状か？ ひどさは？
(Quality/Quantity)

　痛みは、連続・持続しているのか、あるいは断続的に起こるのかを聴取します。常に痛みがあってNRS（Numerical Rating Scale：痛みを評価する指標）が8点以上は
緊急性が高くなります。

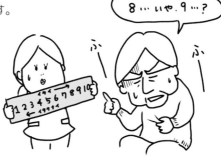

どこが痛い？ ほかに痛いところはない？
(Region/Radiation)

　腹部のどこが痛いのかを触診で見定めます。時に、腹痛は腹部の痛みではなく、腹部とは異なる臓器からの「放散痛」、例えば、心筋梗塞や大動脈解離も考えられます。既往歴や合併症、そして、背部痛や胸痛の有無も確かめましょう。

痛み以外の症状は？
(associated Symptom)

　患者を触診した時、発熱はないのに汗ばんでいたり（冷汗）、逆に高

熱による悪寒がある場合や、腹部に反跳痛や筋性防御がある場合は緊急性の高い腹部疾患が考えられます。

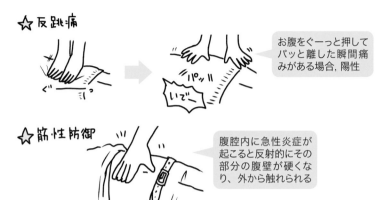

☆反跳痛

お腹をぐーっと押してパッと離した瞬間痛みがある場合, 陽性

☆筋性防御

腹腔内に急性炎症が起こると反射的にその部分の腹壁が硬くなり、外から触れられる

痛みは続いている？（Time course）

腹部に激しい痛みが持続している場合は、緊急性が高いと判断する必要があります。

OPQRSTの順序にはこだわらず、それぞれの特徴と問診の仕方を頭に入れておきましょう。このキーワードは、救急外来に限らず、入院患者や在宅患者の急変時にも活用できます。

痛みの情報以外に、バイタルサイン、既往歴、合併症、そして、あなた自身が感じた第一印象（なんとなくおかしい）を統合してレッドフラッグサインを見抜きましょう。

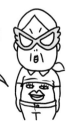

漫然と問診せず、瞬時に意図的に問診しましょうね

文献
1）急性腹症診療ガイドライン出版委員会：急性腹症診療ガイドライン 2015. pp.16-26, 医学書院, 2015.

03

今、それ聞く？

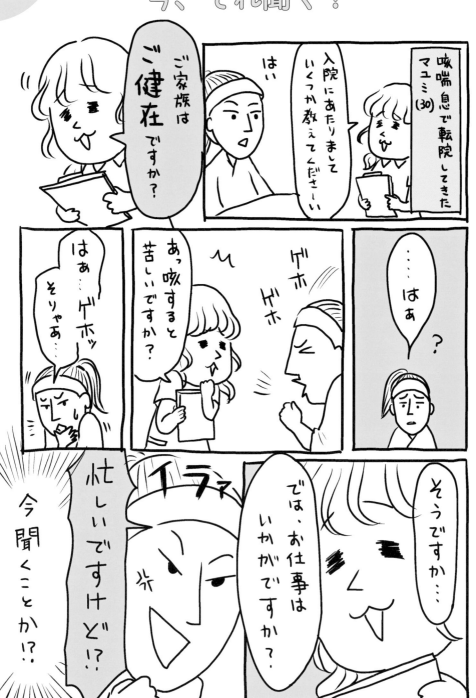

--- 患者のミカタ ---

まるで尋問みたい。何なの？ 看護師はいったい何を知りたいの？ 発作で苦しいのに、ますますひどくなりそう…もっと説明をちゃんとしてよ、要領よく聞いてよ！ ああ〜、もう早く退院したい！

--- 看護のミカタ ---

初回入院の患者情報は、最初が肝心なのよね。ちゃんと聞いとかないと、後々の看護に響くのよ。それに、喘息ではアレルギーに関わる家族歴や仕事についても聞かないといけない重要な項目なんだけど…発作が落ち着いてからにしようかな。

入院時の患者情報を集める

　患者の情報収集は「"看護の基本"でありアセスメントの方向性の決め手となる」と、さんざん教え込まれてきましたよね。確かにその通り。そのため、看護師は情報収集の場面では、丁寧に言葉を選んで質問しようとします。

　しかし、質問の意図がわかりにくい場合、患者は看護師に対して不信感を抱くことがあります。咳で苦しんでいる時に家族について尋ねられても、患者には「なぜ今それを聞かれるのか」がわかりませんよね。

　特に、患者にとって予定外の入院時の情報収集では、患者の苦痛や疲労にも配慮する必要があります。情報収集は**最小限かつ短時間で、適切に**問題が把握できるように**効率的に**行いたいものです。

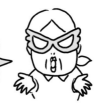

情報収集の方法を誤ると患者との信頼関係を損ねてしまうこともあ〜る！

どうして会話はすれ違う？

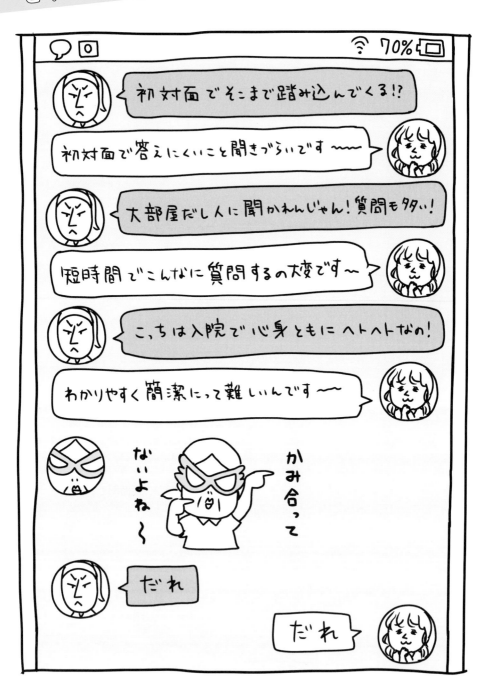

何のために、何を知りたい？

　看護師は、症状の経過や検査値だけで患者の健康状態を判断せず、日常生活や家庭環境など、より多角的な視点で患者の情報を収集する必要があります。

　医療事故を予防するためにも、患者の情報収集は不可欠です。アレルギーの有無や薬歴を十分聴取せずに治療を進めると、患者の命に関わる問題に発展する恐れがあります。

　しかし、患者情報を知るのはいったい何のためか、また、それを知って看護師はどうしたいのか？　これが患者に伝わらないと、情報収集はちぐはぐな問答になってしまいます。

　情報収集の目的は、「患者の健康維持・回復のために看護師が行うケアを決めること」です。この目的は、患者と看護師が共有していることが理想的であり、患者との信頼関係を築くうえで欠かせないものになります。

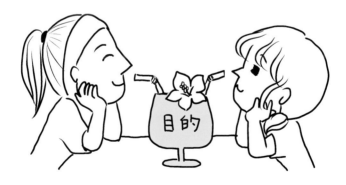

情報を集めるスキル

　患者の情報を集めるには、資料（カルテやデータなど）、面談／インタビュー、観察／診察の3要素の合わせワザを駆使します。

❶ 資料は、医師が記載する外来カルテや紹介状などだけでなく、**看護記録、薬剤情報、検査データなどの記録を面談の前にしっかりチェック**しておきます。

❷ 面談／インタビューでは、患者やその家族に対して、なぜその情報を必要としているのかについて説明を加えながら質問します。患者の家族歴や職歴など医療や看護とは無関係に思える情報でも、患者の健康状態に影響を与える重要な情報となり得ることを簡潔に説明します。いきなり「ご家族はご健在ですか？」と聞くのではなく「ご家族に喘息の方はいらっしゃいますか？」などと尋ね、アレルギーについては家族の情報も必要である旨を伝えることで、質問の意図が伝わりやすくなります。

　そして、最も重要なインタビュー項目として、**「あなたが看護師に知っておいてほしいことは何か？」**を必ず尋ねます。

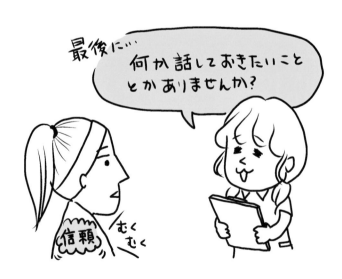

3 観察／診察では、症状に関する情報は当然ですが、身体的な特徴やコミュニケーション上の違和感などを記録していきます。例えば、「長く話すと咳込んでしまう」とか、「家族について話すのを避けているようだ」など、客観的な観察データのみでなく、患者や家族の言動には、重要なヒントが隠されていることが多いと心得ておきましょう。

患者との信頼関係を強固にする面談のコツ

「尋問みたい」「いきなり踏み込んだことまで聞かれるのは心外」などの患者の声、「短時間で必要な情報を聞き取るのは大変」といった看護師の声に応え、お互いの信頼関係を強固にするための面談のコツを身に付けましょう。

1 面談準備

・事前に入手できる資料、外来カルテ、検査データ、紹介状にざっと目を通し、聞くべきこと、診るべきことを焦点化し、イメージしておく。

・ 包括的に網羅された**データベースのチェックリスト**に、事前情報として不足している項目にチェックを入れ、患者あるいは家族に**記入しておいてもらう。**

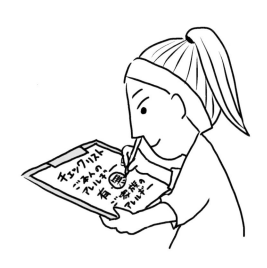

2 面談

- 所要時間は**30分以内**などと決めておき、患者にも所要時間を告げてから始める。
- **個室**あるいはほかの患者とは接触しない部屋で行う。
- 最初はまず、入院したことに対して労いの言葉をかけ、面談はいつでも中止できることを伝えておく。
- 質問は、まず**closed question**（Yes かNoで答えられる質問）を中心に進める。
- 10分ほど経過したら、それまで**聞いたことを要約**し、患者に間違っていないか確認しておく。
- 必ず、何らかの身体診察をしながら面談する。血圧を測ったり、脈をみたり、熱感がないか、呼吸状態を聴診器で聴くなどする。また刺入部をしっかり見て、ドレッシング材の上からやさしく触れるのもよい。

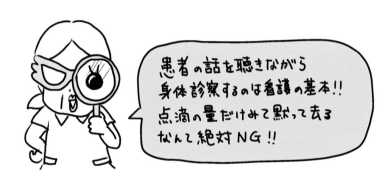

患者の話を聴きながら身体診察するのは看護の基本!! 点滴の量だけみて黙って去るなんて絶対 NG!!

2 面談後

- 看護師が質問した内容で、もう一度説明してほしいことや改めて思い出した事柄は、**メモしておいてもらう**よう伝えておく。
- 看護師に知っておいてほしいこと、特に注意してみておいてほしいことはないか尋ねる。

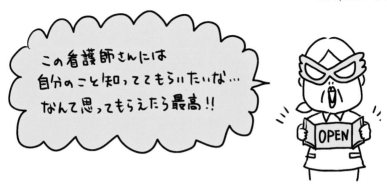

情報の取り扱いは慎重に！

　キーパーソンである家族など（同居・別居問わず）の健康状況と協力体制については、退院後の日常生活に支障がないように、必要最低限の情報を収集しておくことが大切です。また、集めた情報は治療や看護に使用するためではありますが、診療報酬の算定など患者の費用負担に関わることも心得ておきます。

　なお患者情報を慎重に取り扱い、保護することは、看護師の基本的責務です。院外への持出し、不用意な放置（置き忘れ）、あるいは電子カルテ（PC）の開放など、取り扱いを誤ると社会的・法的責任を問われる可能性もあるため、**守秘義務を遵守**します。

✿患者に提供してもらう情報には、個人情報に関わるデリケートなものが多く含まれます。看護師の言動は慎重に、かつ正確な情報収集のスキルが求められます。

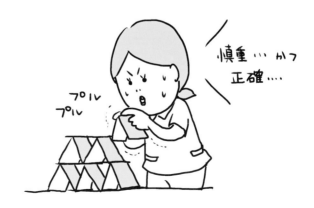

04

狭いところは無理なんです！

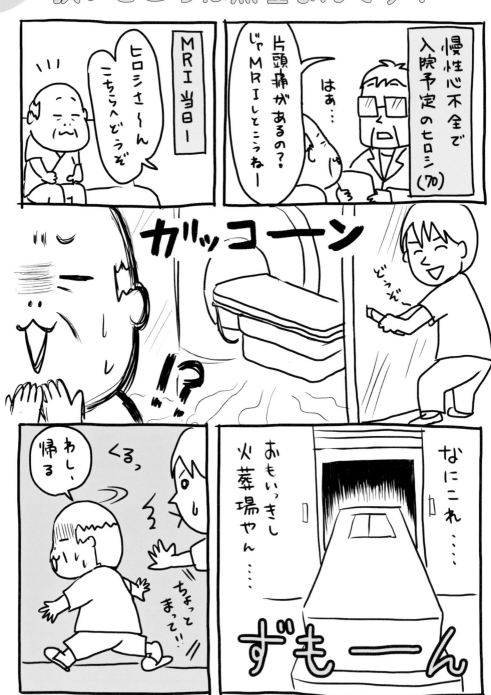

患者のミカタ

病院が嫌いなのは検査がとにかく嫌いだからじゃ。痛い・苦しい・狭いは絶対無理じゃ。もっと楽にできる方法はないのか。まったく、MRIは火葬場に見えてしかたがない。まだ、入るわけにはいかん、というか入るのがコワインじゃ！

看護のミカタ

MRIなんて楽やと思うけど…痛みもしんどさもあらへんのやし。横になっとったらあっちゅう間に終わるのに、何をそないに嫌がっとるん？

MRI検査ができない！？ 閉所恐怖症

　1980年代、X線を使用したCT（computed tomography：コンピュータ断層撮影）に替わり、MRI（magnetic resonance imaging：磁気共鳴画像）が開発、実用化されました。それにより、通常の胸部X線検査時の数百倍もの放射線被ばくを受けるＣＴ検査に比べ、患者にとって無害な磁気の利用により、身体を輪切りにして、詳細に臓器の内部（断面像）を見ることができるようになりました。

　ＭＲＩは、ＣＴとは異なり検査装置が細長い筒状のため、狭い筒に頭から入ります。顔のすぐ上が装置なので視界が覆われ、検査中はかなり大きな音を発するため耳栓を着けます。検査の所要時間は検査部位により異なりますが、普通は約15〜40分程度です。

　この検査で問題になるのが、閉所恐怖症の人の場合です。普通の人であれば狭い筒の中に入れられてうるさい音を感じるだけですが、閉所恐怖症の人は**恐怖心から途中で検査を中断せざるを得ない**場合があります。

　そのため事前の問診で閉所恐怖症と判明した人については、検査を拒否する医療機関もあります。しかしMRI検査の際に閉所恐怖・閉所不安があると回答した178人のうち、途中で中止せざるを得なかったのは13人（7.3%）にとどまったとの報告があり、検査前の配慮や撮影時間の考慮などによりほとんどの場合は検査ができると考察されています[1]。

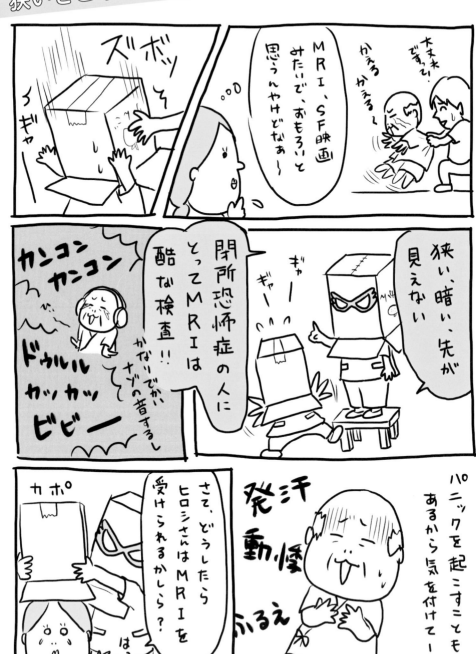

パニック障害はなぜ起こる？ 症状は？

　閉所恐怖症は、パニック障害（panic disorder）のひとつです。

　パニック障害を起こしやすい素因としては、下記のようなものがある
と考えられています。

❶家族・本人の生育歴や生活環境の変化

❷生物学的／遺伝的要因

❸人生における度重なるストレス

❹肉体的感覚に対する過敏さ

　パニック障害の典型的な症状としては、下記が挙げられます。

❶発汗

❷心拍数の増加

❸呼吸回数の不足または、過呼吸(hyper ventilation)

❹身体のふるえ

❺その場に合わない行動や、時には失神状態になる

❻ひどく嫌な気分

❼不安な感じ、恐怖、パニック

パニック障害の治療法

　パニック障害の治療法は、心療内科・神経科医師によるカウンセリン
グや薬物治療が中心になります。あえて不安や恐怖から逃れるための回
避・脱出行動はなるべくせず、**疑似環境で徐々に精神状態を慣らし（エ
クスポージャー）**、自信をつけさせることも効果的といわれています。

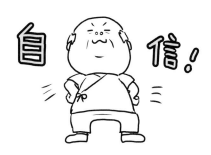

ヒロシさんのためにできること

1 検査前に、最近楽しかったことや嬉しかったことなどを話してもらい、リラックスしてもらいましょう。

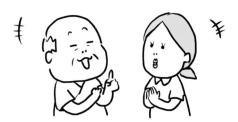

2 「まず、練習で少しだけ入ってみませんか？」と穏やかに誘ってみる。あるいは、試しに看護師が入ってみて、「やれそうですか？」と尋ねる。

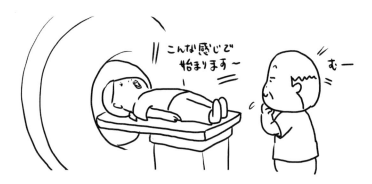

3 とても不安が強いようなら、検査が始まるまで落ち着くように手を握るなど、身体に触れて安心してもらいましょう。

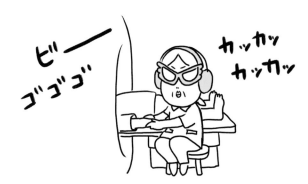

4 検査中、ずっと話しかけ続けてあげましょう。

5 どうしても不安感や恐怖心が強い場合は、医師に安定剤を処方してもらい、検査前に内服するか直前に注射をしましょう。

最新のMRIは閉塞感がなく騒音も軽減されています。そのため閉所恐怖症の人はもちろん、小児や高齢者などトンネル型のMRIが苦手な人でも検査を受けやすくなっています。

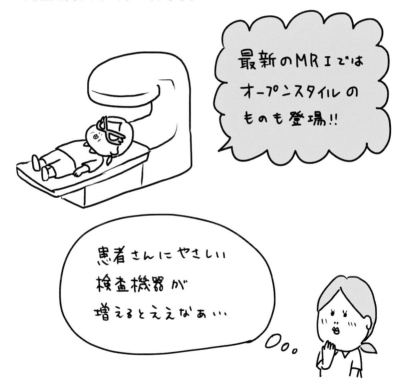

文献

1）八巻智也, 丹治 一, 宗川高広, ほか：MRI 検査実施データから見る閉所恐怖症の実態について. 日本放射線技術学会東北支部雑誌第27号, 2018.

05

お尻にカメラはカンベン！

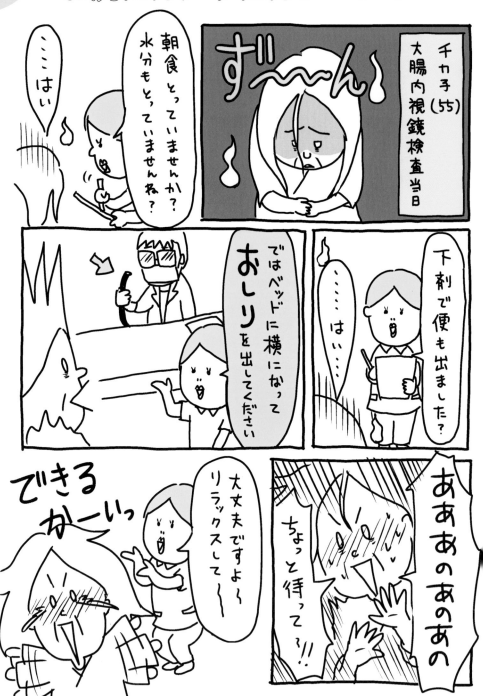

患者のミカタ

ああ〜、やっぱりムリ。人様にお尻を見せるなんて。どうして こんな検査しなきゃいけないの？ それにあんな太い管、痛 いに決まってるじゃない！ もし、腸が傷ついたらとてもじゃ ないけど耐えられない。看護師は、大丈夫しか言わないのよね…

看護のミカタ

大腸内視鏡検査は、確かにあまり気持ちのええ検査ちゃうけ ど…X線やバリウム検査より精度が高いし、横になってるだ けで済んでまうんやさかい、ちょっとの我慢やで。それにう ちの医師は腕がええって評判やさかい、安心してや〜

大腸内視鏡検査はハードルが高い？

大腸がん検診の受診率（40〜69歳、2016年）は、男性44.5%、女性 38.5%となっています。2010年の受診率は男女ともに20%台でしたの で受診率は上がっていますが、まだ5割に届いていません[1]。

大腸がん検診で行われる便潜血検査は、がんを早期に発見でき、死亡 率を下げることが科学的に確かめられていますが、大腸がんは進行する まで、ほとんど自覚症状はありません。つまり、便潜血が陽性の場合に、 大腸がんを95%以上発見できる検査精度の高い内視鏡検査をすすめら れたら、早めに検査を受けてほしいのです。しかし、大腸内視鏡検査に は、**前処置や内視鏡による苦痛を避けられない**現実があります。

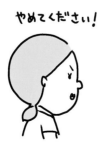

やめてください！

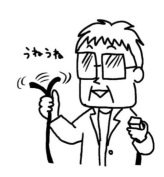

うねうね

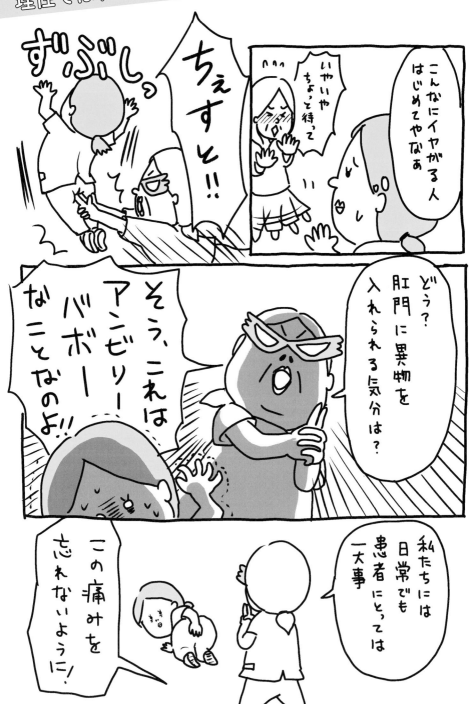

内視鏡検査に打ち勝つ! 知恵とワザ

1 事前準備で先手を打つ!

　検査を順調に終わらせるためには、決められた手順に従い、検査まで
に腸の中をカラにしておく必要があります。検査前に摂取を控えたほう
がよい食べ物や常用している内服薬、前日・当日の下剤の飲み方などは、
説明を受けただけでは覚えにくいもの。事前準備を正確・丁寧にできる
よう、一目でわかる**チェックリスト**があると便利です。

2 不安との闘いに勝つ!

　検査前の不安を解消するためには、検査の**イメージトレーニング**が有
効です。事前にあるいは検査当日に、病院が提供する内視鏡検査のビデ
オをしっかり見てもらいましょう。信頼のできる動画サイトなどを活用
すれば、何度も繰り返し自宅で見ることができます。

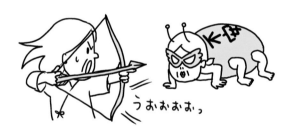

3 羞恥心との闘いに勝つ!

　人前でお尻を出すのは誰でも抵抗があります。検査の際は、お尻は出
さない検査着を使用するのが一般的です。

　内視鏡が肛門から挿入できればよいわけです
から、肛門部分だけが見えるように、臀部に小
さな切れ目が入った少し長めの検査用パンツ
(使い捨て)を着用してもらいます。

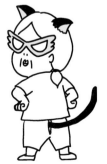

4 下剤との闘いに勝つ！

　下剤や経口腸管洗浄剤が自分に「合う・合わない」も気になるところです。病院によっては、患者に合った下剤を選択できます。大量の水分と薬を飲むことで腸管内をきれいにするという目的は同じですが、飲む量や服用にかける時間が多少異なります。

　どの薬剤を使っても、腸内がきれいになるまで1.5〜2Lは下剤を飲まなければなりません。飲んではトイレに行って……の繰り返しは難行苦行ですが、腸をきれいにして、正確に検査ができるようにするためのエクササイズと考えてもらいましょう。

● 大腸内視鏡検査に使用する下剤の種類

商品名	服用方法	メリット	デメリット
モビプレップ®	薬を水で溶かして服用	・薬剤の服用量が少ない ・処置時間が短い	腎臓に疾患がある人は選べない場合がある
ニフレック®	薬を水で溶かして服用	・服用方法が簡単 ・正確な検査が期待できる	特有の味があり、飲みにくいと感じる場合もある
マグコロールP®	薬を水で溶かして服用	・服用方法が簡単 ・スポーツ飲料のような味がある	腎臓に疾患がある人は選べない場合がある
ビジクリア®	錠剤を水分と一緒に飲む	錠剤を飲む時の水分は、お茶（糖分の入っていないもの）でもよい	・錠剤が大きく飲みにくい ・心臓や腎臓に疾患がある、65歳以上、高血圧の治療中の人は選べない場合がある

5 痛みについても心配ご無用！

多くの人が心配するのは検査中の痛みです。腸にカメラが入っていく時の感覚は、未経験者にはイメージしづらいものです。

通常、力を抜いてリラックスできれば、検査中の痛みはそれほど強くありません。ただ、大腸は解剖学的に長くまた屈曲する部位があるため、内視鏡が挿入された時に圧迫感を感じやすくなります。鎮静薬とともに腸の緊張を和らげる薬剤を投与できることを伝えておきます。それでも違和感を強く感じる場合は、手を挙げて医師に挿入をいったん中断してもらうこともできます。

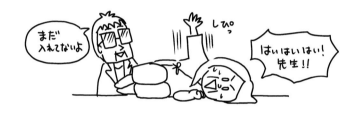

検査を安全，楽に乗り切ってもらうために

1 鎮静薬を使用する場合、車の運転はNG

検査着に着替え、ベッドに横になったら、鎮静薬と、場合によっては腸の緊張を緩和する注射をします。鎮静薬を投与すると意識がぼんやりとし、検査時の苦痛は軽減されます。しかし、鎮静薬による副作用がみられることもあるため、**検査後1時間程度の安静が必要**となります。検査当日は車の運転ができないなどの事前説明が必要です。

2 力を抜いて、ゆっくり呼吸

内視鏡が挿入される際には、お腹が押される感覚があります。お腹に力を入れずに楽な気持ちでいられるよう、ゆっくり呼吸をしてもらいましょう。お腹に力が入り過ぎて挿入しにくかったり、時間がかかり過ぎると余計にお腹の違和感や痛みが出やすくなります。

❸ リラックス、リラックス！

　看護師が介助できる場合は、不安や緊張の強い患者に付き添い、背中をトントンしたり手を握ってあげます。**検査の途中経過やあとどのくらいで終わりそうか**など時間経過を伝えることでも、不安は軽減できます。

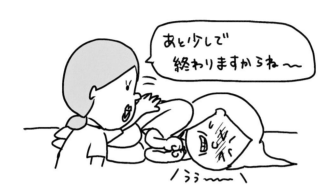

❹ オナラは我慢しない

　検査中は腸内を見やすくするために、空気を注入します。そのため、検査後にお腹が張って苦しくなることがあります。オナラは我慢せず、いっぱい出してもらいましょう。オナラを出しやすくするために、検査後は控室などの人の出入りを少なくし、臀部に厚めのバスタオルなどをかけて「音」が漏れにくくする工夫をします。

文献
....
1）国立がん研究センターがん情報サービス：がん検診受診率. https://ganjoho.jp/
　reg_stat/statistics/stat/screening.html （2019年10月最終アクセス）

覚悟はしてたけど

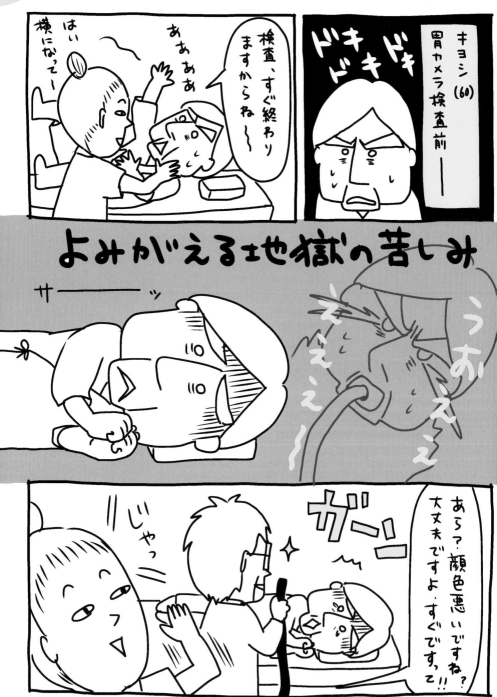

> **患者のミカタ**
>
> カメラは飲むもんじゃない、撮るもんだ！
> 看護師は、すぐ終わる、大丈夫だとか言って、ほったらかし
> てった。何が、大丈夫だ！ 途中で何かあったらどうすりゃい
> いんだ！ 以前も苦しくって途中でやめたのに！

> **看護のミカタ**
>
> 胃カメラなんて5分もかからないし、ちょっと我慢すればすぐ
> に終わる楽な検査よ。いい大人がそこまで嫌がることないと
> 思うんだけど…まさか、本当に怖がってるの？

患者は大道芸人じゃない！

　今でこそ胃カメラは検査の定番になっていますが、その起源は19世紀半ばに遡り、なんと剣を飲み込む大道芸人の技から胃の中を見ることが発想されたようです。そう考えると、そもそもこの検査は一般的には「非人道的な方法」と認識されても致し方ありません。

　その後、検査技術は進歩し、細くて柔軟性のある管の先端にカメラを内蔵して検査ができるようになりました。しかし、管（カメラ）が喉を通る時の違和感や不快感がより抵抗感を増し、「本当に飲み込めるのか？」「息ができなくなるのでは？」「喉につかえて苦しいのでは？」「喉や胃が管で傷つくのでは？」などなど、患者の不安は尽きません。

　短時間で終わる検査であっても、患者にとっては**苦痛の塊を飲み込む検査**としか思えないのです。

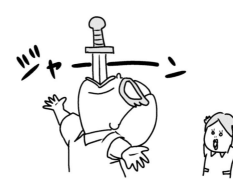

ジャーーーン

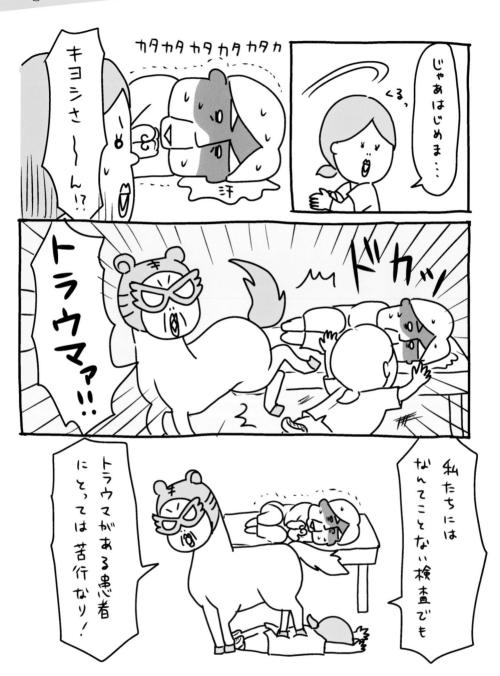

胃カメラ検査別、方法の利点と欠点

現在、実施されている胃カメラ検査は、下記の3種類に大別されます。

1 局所麻酔薬を飲用して経口で行う方法（最もポピュラーな方法）

2 鎮静薬を静脈注射して経口で行う方法

3 経鼻で行う方法（口からではなく鼻から管を入れる）

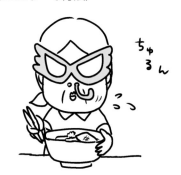

これらの検査の特徴から、何を優先し、どこまで患者が許容できるかについて、よくよく話し合ってから検査方法を決めたほうがよいでしょう。

● 3種類の胃カメラ検査の主な特徴

胃カメラの種類	利点	欠点
局所麻酔薬を飲用する経口胃カメラ	・上咽頭の観察も可能 ・精密な観察ができる	・咽頭反射や嘔吐反射が起こりやすい
鎮静薬を静脈注射する経口胃カメラ	・上咽頭の観察も可能 ・精密な観察ができる ・咽頭反射や嘔吐反射が出にくい ・検査は楽に終わる	・薬の副作用（アレルギーや血圧低下など）が起こる可能性がある ・検査終了後に安静臥床が必要
経鼻胃カメラ	・咽頭反射や嘔吐反射が出ない	・上咽頭の観察は不可能 ・細かな病変観察がしにくい ・組織の採取やポリープの切除ができない

胃カメラ検査の看護のポイント

最もポピュラーな経口による胃カメラ検査時の看護のポイントを、しっかり押さえておきましょう。

1 咽頭の局所麻酔

咽頭の麻酔は、管（カメラ）が喉を通る時の違和感や不快感を緩和す

るために必要な前処置です。適切に麻酔が効けば、咽頭反射や嘔吐反射は出にくくなります。歯科治療で使用する麻酔と同じ種類と考えましょう。部分的に感覚を鈍くさせる麻酔なので、検査中の意識もあり、身体への負担が少なくてすみます。

局所麻酔の前に胃液の発泡を抑える「消泡剤」を飲用することもあります。

2 検査時の体位

胃カメラ挿入時は**左側臥位**が原則です。左を下にしたほうが胃の大彎が下になり、拡張しやすいからです。ややうつぶせ気味にすると挿入が楽になるようです。仰臥位は、唾液を誤嚥しやすくなるので要注意。

3 検査中の呼吸法

できるだけリラックスして検査してもらうことが重要です。人によっては検査前にはめるマウスピースに恐怖感（拘束されるような恐怖感）をもつ場合もあります。

ゆっくり鼻から1，2，3と数えながら「すぅーっと」息を吸ってもらい、口から4，5，6と数えながら「はぁーっと」息を吐いてもらいます。患者の傍らで声掛けしながら、この呼吸法をしてもらうとリラックスしやすくなり、検査中の吐き気を抑えて楽に検査を受けることができます。

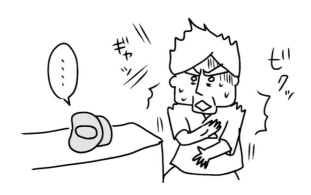

4 声掛けと背中トントン

　検査は5分程度で終了しますが、患者にとってその5分は、5時間にも感じられるものです。

　「あと２分くらいですよ」「今、食道を通過しましたよ」などと、医師とともに常に声を掛け続けます。いつまで続くのかわからない苦痛は、耐え難いもの。あとどれくらいで解放されるかがわかれば、いくらか耐えやすくなります。

　同時に、背中をやさしく「トントン」すると、患者は安心感が得られます。赤ちゃんが「背中トントン」で安心して眠るのと同じです。大切なのは、「医師（施術者）以外の誰かがそばにいてくれる」という**安心感をもってもらう**ことです。

5 唾液（よだれ）は吐き出してもらう

　咽頭から食道に胃カメラが挿入されていると、咽頭反射や嚥下反射が刺激されて、唾液が多く出てさらに飲み込みたくなります。しかし、飲み込むとその唾液を誤嚥しやすくなり、むせ込んで危険です。唾液は舌を使って吐き出すか、ダラダラと口から垂らしてもらうようにします。

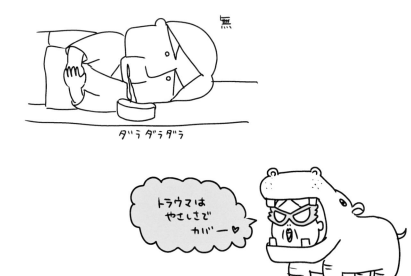

点滴の敵は誰？

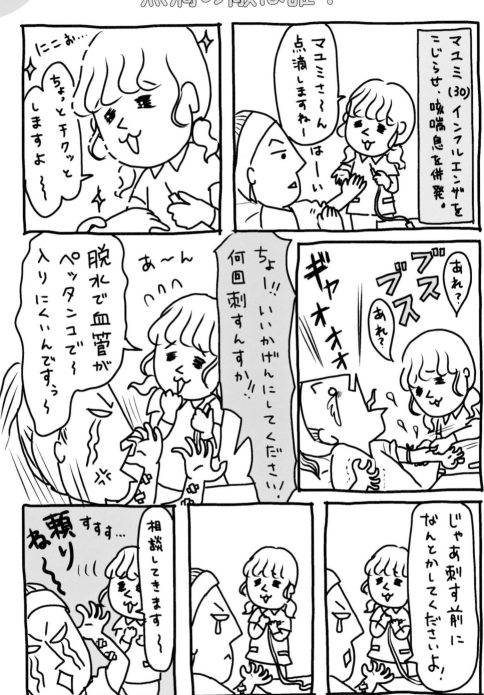

患者のミカタ

何回も失敗した挙句の果てに医師と相談するなんて！いったい何回、針刺しは許されるのかしら。どんどん手の先のほうへ針を刺すもんだから、痛いったらありゃしない。だんだん看護師が白衣の戦士に見えてきた。こわっ！

看護のミカタ

脱水や症状が増悪している患者の点滴は、とても難しい。直接、血管を確認できるわけでもないし、うっすらわかっていても、うまくいかないことが多くって、やっぱ、経験よね。

静脈血管アセスメント

「静脈注射の実施に関する指針」[1]によれば、看護師は臨時応急の手当として（看護師の判断によって）緊急時の血管確保を行うことができるとされています。しかし、現実の看護師の血管確保の成功率は約50〜70%に留まっています[2]。看護師は「静脈血管アセスメントの7項目」などに沿ってさまざまな方法で血管確保のための工夫を行っていますが、確実に血管確保の成功率を上げるまでには至っていないようです。看護師には、治療内容や血管状態などについてアセスメントし、侵襲性の高い輸液を安全かつ確実に行うための**静脈血管アセスメント技術**が求められています。

静脈血管アセスメントの７項目

1 触診：血管の太さ、隆起と走行を確認します。

2 駆血：2分以内が限度です。

3 上肢の下垂：腕を心臓より下に下げます。

4 手指の開閉：グー・パーで血流をアップ

5 ストローク：末梢から中枢に向かって血液を押し上げます。

6 タッピング：あくまでもやさしく、トントンと刺入部をたたきます。

7 温罨法：温かいタオルを握ってもらいます。

技術が命！

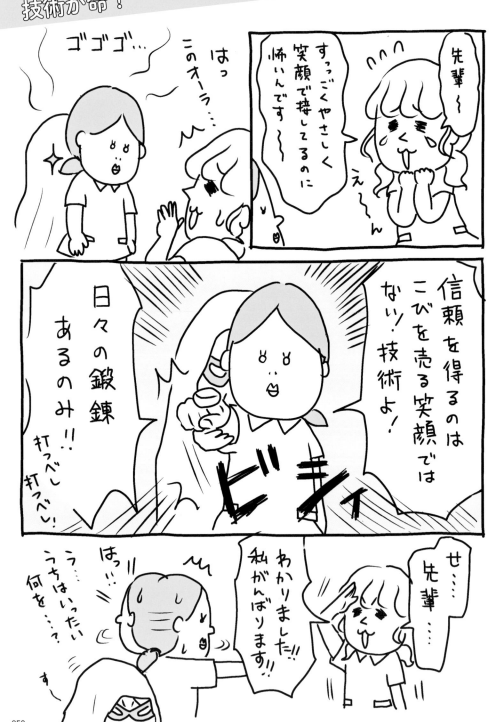

点滴注射をする時の血管の見極め方

　点滴注射の第一歩は血管確保。静脈血管をアセスメントし適切な血管を確保することで、安全で確実な点滴注射が可能になります。

1 長時間の輸液が確実に完了できる血管を確保することを目指します。

2 まず駆血して、触診しても血管の太さ、隆起と走行が確認できない場合は、末梢静脈に物理的あるいは温熱刺激を加えます。

3 脱水症状があり飲水が可能であれば、温かい飲み物をできるだけ飲んでもらい、リラックスしてもらいましょう。

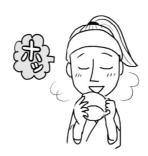

4 水平臥床してもらい、上肢を心臓より下に下垂させます。

5 患者に温かいタオルを握ってもらい、さらに手指の開閉（グー・パー）をしてもらって末梢血流を増加させます。
刺入する部位を温めることもありますが、皮膚が紅潮し判別しにくくなるので、手に温かいタオルを握ってもらえば十分です。

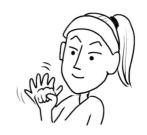

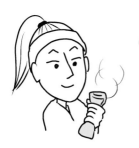

6 脱水症状がある場合は、ストロークやタッピングはあまり効果が期待できません。要注意です。

静脈注射をする際の心得

　血管確保ができたら、いよいよ針を刺入します。ここでも焦らず騒がず、確実な手技が求められます。

1 看護師のオタオタする言動は患者の不安をあおり、患者をいたずらに緊張させてしまいます。血管が収縮して、より刺入しにくくなります。

2 静脈注射や採血などの侵襲性のある手技は、患者だけでなく看護師も苦手な手技の1つです。しかし、それを患者に悟られない技術が必要なのです。

3 「あれ？」「これもだめかしら」「入ってるはずなんだけど…」「血管が細いのよね」「血管が逃げちゃうのよ」などという言葉はＮＧ。言わないように意識しましょう。特に**患者の身体的な理由は、決して口にしてはいけません！**

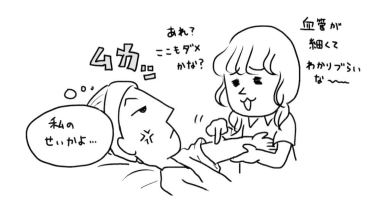

4 刺入しても、再刺入を避けたいがために血管を探り続けて血管壁を傷つけることはやめましょう。血管の外側には痛覚神経があるため、痛みを増強させるだけでなく、内出血を起こします。

5 刺入して逆血（管に血液が逆流すること）がみられない場合は、潔くあきらめて異なる血管に挑戦します。

6 1人の看護師に許される**刺入回数の目安は「3回まで」**。3回挑戦してもダメなら看護師チェンジのタイミングです。それ以上は患者の不信感のみが増幅していき、互いの信頼関係が保てなくなります。

7 どうしても自信がもてない時は、「私はベテラン！ 必ずうまくできる！」と自分自身に暗示をかけましょう。もちろん、それまでに静脈注射の自主練（千本ノック）は怠らないこと。自主練で成功率を高めたうえで患者への実践を行いましょう。

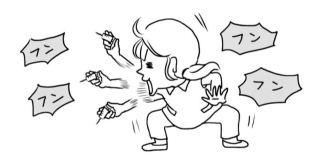

8 静脈注射に限らず、患者とともにリラックスして、患者に触れてよ〜く患者を診（看）ましょう。緊張感の解放と技術への自信が成功への道標です。

文献
1）日本看護協会：静脈注射の実施に関する指針. 2003.
2）炭谷正太郎, 渡邉順子：点滴静脈内注射における留置針を用いた血管確保技術の実態調査 新人・中堅・ベテラン看護師の実践の比較. 日本看護科学会誌, 30(3)：61-69, 2010.

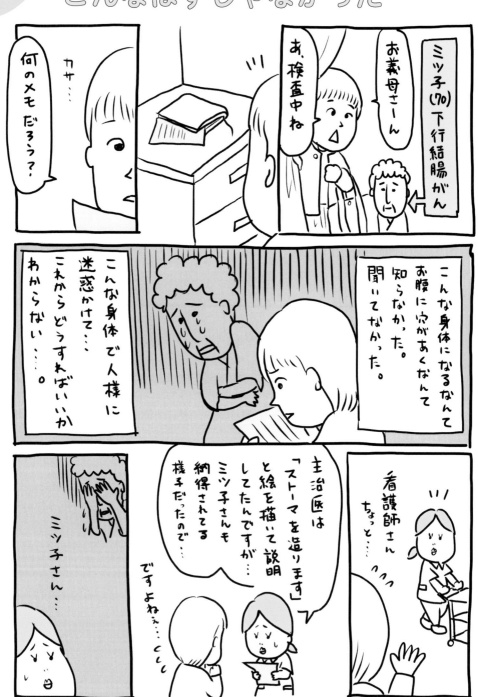

───── 患者のミカタ ─────

まさか、お腹に穴をあけるなんて！ 聞いてなかったわ。こんな身体になると知っていたら、手術なんてしなかったのに。これからどうしたらいいの…

───── 看護のミカタ ─────

主治医は、本人にも家族にも「腸閉塞になるともっと苦しくなるため、ストーマを造ります」って絵を描いて説明して、ミツ子さんも「すべてお任せします。家族がよいと思うようにお願いします」て言うとったのに…なんで今頃こんなんに？

大切なことを伝える──インフォームドコンセント

インフォームドコンセントとは、治療法などについて医療者から十分な説明を受けたうえで、患者が正しく理解し納得して、同意することです。医療者は"平易な言葉で"患者の理解を確かめながら説明することといわれていますが、患者が十分に理解し、納得・同意するには、限界があります。医療者と患者の間には決定的な知識の格差があるからです。

そのうえミツ子さんは、がんの告知を受け止めるだけで精一杯で、おそらくそれ以上の説明は聞こえていなかったと想像できます。ミツ子さんが「すべてお任せします」と言ったのは、これ以上の説明は、**「もうごめんです、聞きたくない」**という気持ちの裏返しだったかもしれません。がんは摘出できない、ストーマを造って一時しのぎをするという肝心なことは、伝わっていなかったのです。

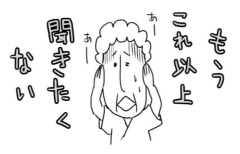

あーあーもうこれ以上聞きたくない

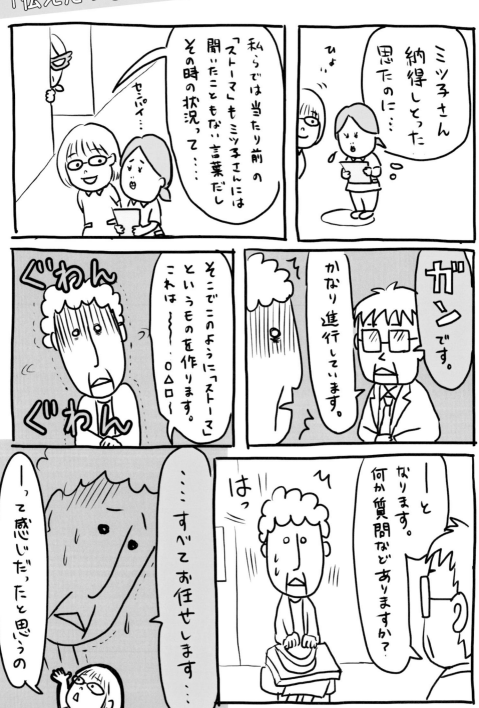

質問はいつでもどうぞ──交換日記復活！？

　看護師に聞きたくてもなかなか聞けない現実をどうするか。患者にとっては切実な問題です。

　一番手っ取り早いのは、「**Q&A交換日記**」です。患者の声が聞こえる貴重な記録になります。もちろん、家族からの質問もOKです。よく保育園の保育士さんとお母さんがやり取りする「連絡帳」と同じです。

　小さなノートを用意して、1ページを上下に分割してQ&Aにするもよし、ノートの大きさによっては、見開き左右を分割してQ&Aにするもよし、簡単な工夫で、実は効力抜群のケアノートができ上がります。もちろん、退院時にお持ち帰りできます。いかがでしょう。

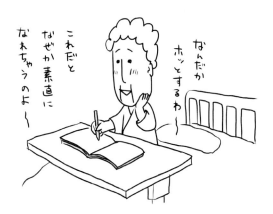

プレパレーションスキルの応用

　最近、小児ケアでよく活用される「**プレパレーション**」は、実は成人・高齢者が、医療者との知識格差を埋めるのにも有効です。

　成人・高齢者に対して必要なのは、❶ 入院前（外来）、❷ 術前（入院中）、❸ 術後（退院指導時）の3段階のプレパレーションです。

❶ 入院前（外来）では、病状の説明を教材ビデオや模型を使って説明します。説明時のみでなく、いつでもどこでも患者が見たい医療ビデオを提供できるようにしておくとなおよいでしょう。医療者による"言

葉ばかりの"説明より、説得力があります。

模型を使う場合、その完成度は問いません。看護学生たちが実習中によく作製する、内臓模型程度で十分です。

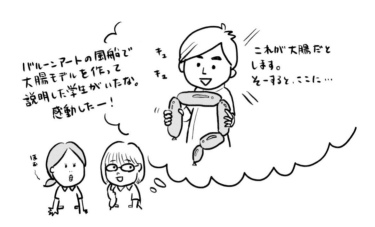

2 術前には入院前と同様に、模型やビデオ（自作可）を使って、検査・手術の方法や手順を説明します。できるだけ具体的に説明し、手術方法を視聴してもらうとよいでしょう。

実際の映像に抵抗がある場合は避けたほうがいいですが、医療者や家族とともに視聴すると意外に冷静に見られますし、質問がしやすいというメリットがあります。

質問ができる関係こそ、患者と医療者間のコミュニケーションの強みになります。「患者が質問しなかった＝理解している」ことにはなりません。心にとめておきましょう。

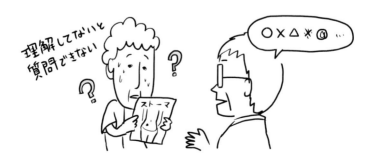

わかりにくい専門用語があれば、そのつど理解してもらえているかを確認します。

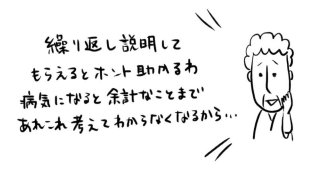

3 退院指導時には、退院後に必要なセルフケア、今回の場合はストーマの取り扱いについて、実際に患者に行ってもらいます（演習）。

患者や家族とともに実際に使う物品を手に取り、使い方を確認し、失敗しない装着方法を習得してもらいます。

さまざまな生活場面を想定した質問をして、患者の不安を解消しましょう。また、パウチなどの消耗品の購入方法などについても、その地域や患者の生活に合わせた方法を知ってもらうと安心です。

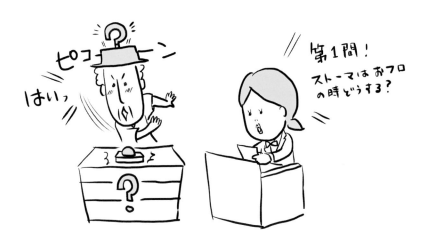

全身麻酔、大人だってコワイ！

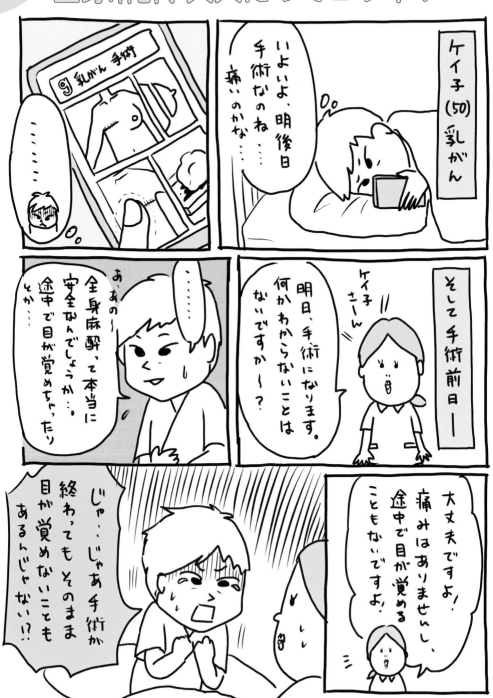

ケイ子（50）乳がん

いよいよ、明後日手術なのね……痛いのかな……

乳がん 手術

全身麻酔、て本当に安全なんでしょうか……途中で目が覚めちゃったりとか……

そして手術前日——

ケイ子さーん

明日、手術になります。何かわからないことはないですか～？

大丈夫ですよ！痛みはありませんし、途中で目が覚めることもないですよ！

じゃ…じゃあ手術が終わってもそのまま目が覚めないこともあるんじゃない！？

患者のミカタ

全身麻酔は薬で突然意識がなくなるんでしょ？ だから怖いの
よね。麻酔薬が注射される時はどんなふうに意識がなくなる
のかしら。目が覚めた時、本当に痛くないのかしら。目はちゃ
んと覚めるのかしら？

看護のミカタ

手術や全身麻酔の説明は、医師や担当看護師から十分にされ
てるはずなんやけどなぁ。わかってもらうにはどないしたら
ええやろ。もう時間があらへんし…

全身麻酔と局所麻酔

　手術中の麻酔には、全身麻酔と局所麻酔があります。全身麻酔は意識
が完全になくなるために、特に不安を感じる患者が多いようです。

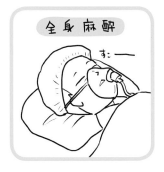

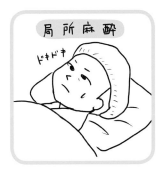

- 完全に眠っている
- 意識がない
- 硬膜外麻酔、
  脊髄くも膜下麻酔など

- 目が覚めている
- 意識がある

全身麻酔の手術がコワイ

　医療者の多くは、全身麻酔による手術は痛みを感じることなく、また術中の生々しい光景や音にさらされることなく無意識のうちに終わるため、患者にとって安楽で安全なものと考えています。しかし、その意識のない状態自体が「怖い！」とおののく患者が少なからずいるのです。

　手術を前にした患者からは、次のような不安がよく聞かれるようです。

- 「麻酔が効いているか、効いていないかは誰がどうやって判断して対処してくれるの？」
- 「手術の途中で麻酔が効かなかったり、覚めたりしないのか？」
「手術中に意識が戻ったらどうなる？」
- 「手術が終わっても麻酔が覚めないとか、意識が戻らないことはないの？」

全身麻酔について説明できますか？

　患者の不安を最大限に緩和してくれるのは、病棟看護師よりも手術室の看護師たちでしょう。より具体的な患者からの質問に答えてくれます。

　でも病棟の看護師も、全身麻酔の基本的な事柄については知っておく必要があります。「眠っている間に終わるから大丈夫！」は患者を安心させる答えにはなりません。

1 全身麻酔には、鎮静・鎮痛・筋弛緩があり、この3要素がセットになります。

2 「鎮静」とは、苦痛や不安を和らげることです。全身麻酔の手術では、「眠ること」つまり、意識消失と考えてよいでしょう。
マスクによる吸入麻酔と点滴による静脈麻酔があります。

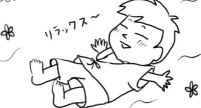

リラックス〜

3 「鎮痛」とは、手術中の痛みを取り除いたり、緩和したりするのが目的です。手術で使用する鎮痛薬は、主に末梢静脈から投与されます。鎮痛が適切になされているかは、血圧の上昇や頻脈、体動などによって麻酔医が監視しています。

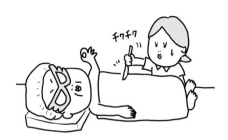

4 「筋弛緩」とは術中の気管挿管を容易にし、筋肉の随意運動や反射運動を抑制することが目的です。筋肉が収縮して固くなっている緊張状態では、手術は困難です。筋肉を弛緩させて術中の体位を取りやすくさせると良好な術野が確保でき安全です。

筋弛緩剤を併用することで、浅い麻酔でも筋肉を十分に弛緩させることができます。術後は拮抗薬を投与することで、筋弛緩を速やかに回復させます。

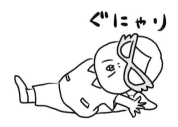

5 全身麻酔の手術では、この3要素をうまくコントロールするために麻酔医が安全に集中管理します。もちろん、外回り看護師も患者の状態を常に監視しています。

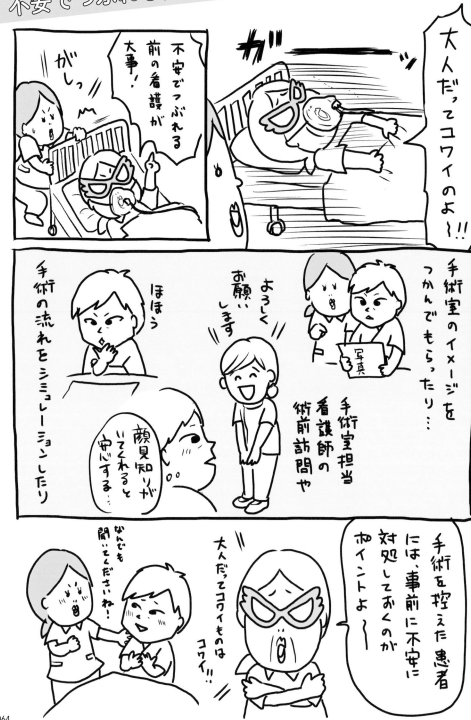

不安でつぶれる前の看護が大事！

064

ケイ子さんのためにできること

「手術や全身麻酔がコワイ」と患者から言われた時の対応のポイントを頭に入れておきましょう。手術室看護師と麻酔医の協力を求めることも必要です。

1 写真や動画などを使って、視覚的に手術室のイメージをつかんでもらいましょう。手術室は、手術器材を守るために病室よりも寒く設定されているうえに、手術室にいる医師や看護師などが皆マスクとキャップをしているため、患者は表情が読み取れず、より緊張感が増します。患者の理解度に合わせて、**手術のイメージトレーニング**を行っておきます。

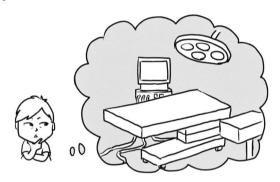

2 手術室担当看護師に術前訪問をしてもらいましょう。手術室の看護師が常に手術室入室時より患者の側にいて、安全で安楽に手術ができるように努めていることを伝えておきます。

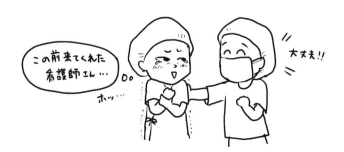

3 小児を対象とした「プレパレーション」の技法は、大人にとっても有効です。手術の流れに合わせたミニチュアによるシミュレーションは、患者の興味関心が具体化でき質問もしやすくなります。

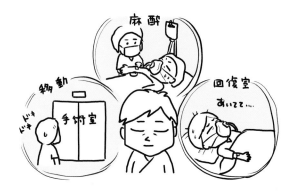

4 全身麻酔では挿管するため、術後に痰の分泌が増え、機械的刺激でのどの違和感や声が出づらくなることがあります。痰をできるだけ出しやすくするための呼吸訓練が大切であることを説明し、嗄声（させい）（声のかすれ）や痰について術後に適切な対応ができるようにしておきます。

5 痛みが不安という患者もいます。最近は使える痛み止めが増えてきているので、術後も痛ければ痛み止めの追加はできることを伝え、安心して手術に臨んでもらいましょう。

6 麻酔の副作用（悪心や気分不快、めまいや頭痛、シバリングなど）については、麻酔医にも協力してもらい具体的に説明してもらいましょう。

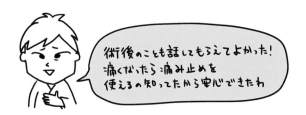

Chapter

3

気持ちよく回復したい

01

ココロまで縛らないで

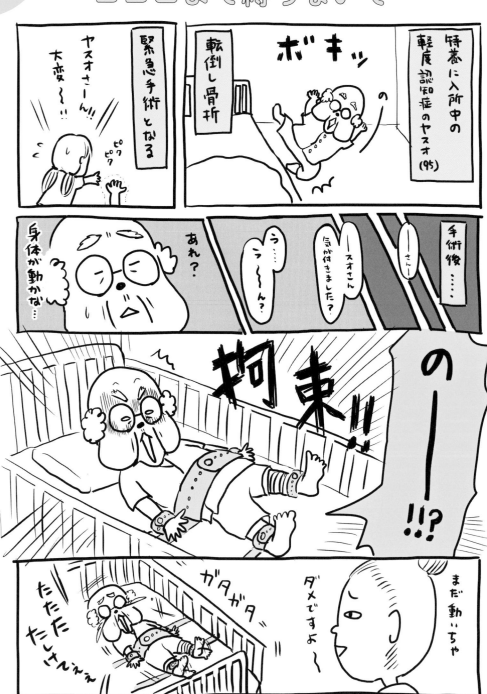

患者のミカタ

足を骨折して、なんで手や腹まで縛られるのかわからん。施設におった頃は、ちゃんと自分で動けたのに。家族になんと思われるか…ツラいのう、ああイヤだ

看護のミカタ

骨折の原因は不安定な車椅子移動だったから、転倒リスクは大なのよ。これでまた再骨折させたら大変よ。入院が長引いて、きっと認知症も進むわ。少しの間だけ、抑制を我慢してくれないかしら…

身体拘束は違法です！

2015年に実施された全国規模調査[1]の結果、身体拘束の種別は、ベッド柵が47.1%、ミトン型手袋が45.6%、ずり落ち・立ち上がり防止のためのY字型拘束帯・腰ベルト・車椅子テーブルが31.6%でした。

さらに、例外3原則、すなわち緊急でやむを得ない場合に身体拘束を行う要件の「切迫性・非代替性・一時性」に関連し、「必ずしもすべての身体拘束について代替手段の検討はしていない」介護療養型医療施設は44.7%、医療療養病床でも38.1%に及び、いまだに高齢者の療養病床の約4割で違法な身体拘束が実施されている可能性があります。

身体拘束に対して、入院や入所時に家族の同意を事務的に取るのは、医療療養病床では25.9%、介護療養型で18.1%であり、病院において「身体拘束」が容認されている状況といえます。

身体拘束は違法であるにもかかわらず、例外3原則を満たすとなぜか法律に抵触しなくなります。**拘束が拘束を生む悪の連鎖**が看護師たちの心を蝕んでいくのです。

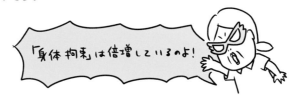

「身体拘束」は倍増しているのよ！

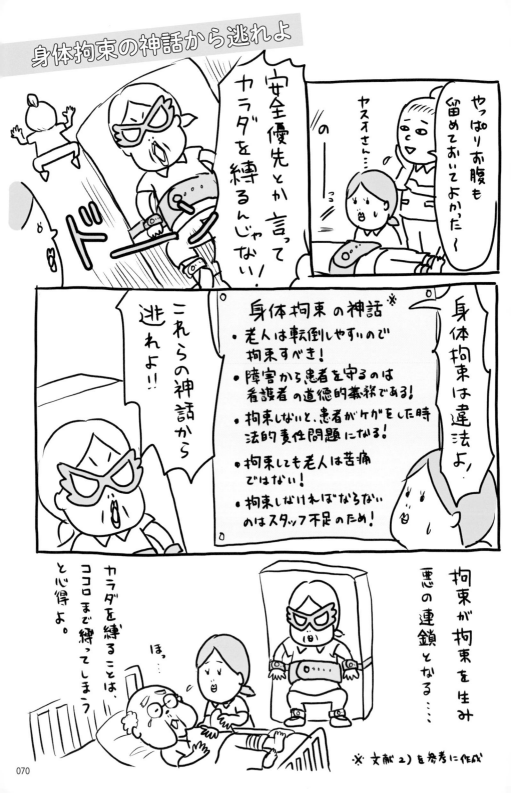

神話から逃れるために、看護師がすべきこと

❶ スタッフ全員で、患者と家族も含めて「身体拘束による弊害」について納得できるまで話し合い、**身体拘束はしない決意表明**をしましょう。

● **身体拘束による弊害**

- 身体的弊害：関節拘縮、筋力低下、褥瘡、食欲低下、心肺機能の低下、感染症併発、拘束具による事故の危険性
- 精神的弊害：不安、怒り、屈辱、あきらめ、尊厳の侵害、認知症の進行、せん妄の頻発／家族の混乱・後悔・罪悪感
- 社会的弊害：看護・介護スタッフの士気の低下、施設に対する社会的な不信・偏見／本人のQOL低下と医療費増加による経済的負担の増加

❷ 事故防止のための環境整備が必要です。

- 手すりの設置、床に物を置かない、ベッドの高さを低くする。
- スタッフの目配り、気配り、声の掛け合い、コミュニケーション。
- 人手不足を身体拘束の言い訳にしない、時短作業を工夫する。
- 身体拘束は「百害あって一利なし」と常に代替案を考えるクセをつける。

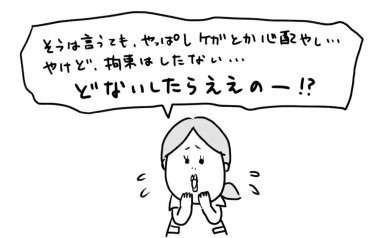

そうは言うても、やっぱしケガとか心配やし…やけど、拘束はしたない…
どないしたらええのー!?

ヤスオさんのために、今できること

1 まず、ヤスオさんは左膝以外に動かしていけないところはないことを本人・家族にしっかり伝える。

2 すべての抑制グッズを外す（これが一番大事！）。

3 ベッドは、ヤスオさんが右膝（健肢）を曲げて腰掛けられる高さにする。座位で左下肢を伸展固定させたまま、健側の右下肢が安定しているかをチェックする。

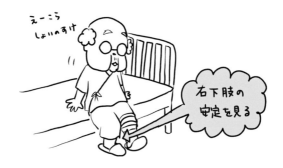

4 ベッドの上、周辺を常に整理整頓する。

5 術後、遅くとも翌日には、車椅子でトイレに行く。日常を取り戻す。

6 ヤスオさんのトイレパターンに合わせて、食事前後に必ず訪室する。

7 ベッド上で休む時は、左下腿を挙上し安定させる（下腿の落下防止）。

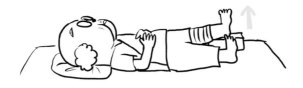

8 起き上がる時は、ベッドコントローラーでギャッジアップしてもらう。ベッド柵は、本人が希望しない限り使用しない。

9 左下肢はギプス固定のため、痛み、しびれ、腫れ、かゆみなどの症状が起きることが予想されるので、よく観察する。不快症状は、不穏行動を引き起こす。

10 家族の面会時は、できるだけ車
　椅子に乗り病室以外で会っても
　らう。家族との面会は楽しく過
　ごしてもらう。

11 看護師は常にヤスオさんに目を
　掛け、声を掛け「対話」する。

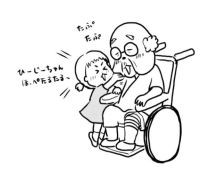

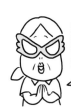

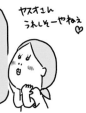

対話とは、聴き合い、伝え合って
信頼関係を築くこと……
お互いを信じ合える関係が
ヤスオさんのココロを解放
するでしょう

ヤスオさん
うれしそーやねぇ♡

❀病棟チームで拘束撲滅キャンペーン！

- 毎朝、拘束（高速）ウォーキングカンファレンスをして、「拘束撲滅
　キャンペーン」をしましょう。
- その時、看護師の誰かが「これいらないんじゃね？」と1人でも言っ
　たら、その場ですぐに外すルールにするのです。
- 患者、家族や実習生たちの声も尊重しましょう。
- 説明できない「拘束」は、1つで
　もなくしていく覚悟が大事です。
- 小さな積み重ねが拘束撲滅につな
　がります。

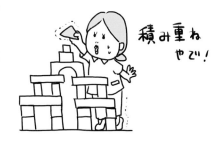

積み重ね
やで！

文献
1）全国抑制廃止研究会：厚生労働省平成26年度老人保健健康増進等事業　介護保険関連
　　施設等の身体拘束廃止の追跡調査及び身体拘束廃止の取組や意識等に関する調査研究
　　事業報告書．2015．
2）Evans LK, Strumpf NE :Myths about elder restraint（老人抑制の神話）．
　　Image J Nurs Sch, 22(2): 124-8, 1990．

02

長い長い病院の夜

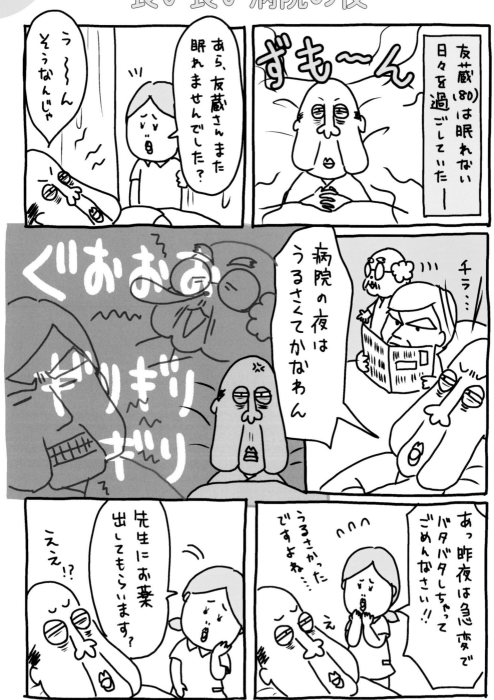

―――― 患者のミカタ ――――

家では規則正しく眠れてた。普通に眠りたいだけ。看護師は
なんですぐに薬で何とかしようとするのか。家と環境が違い
過ぎることはようわかっとる。昨夜の急変なんかより、毎晩、
夜中にこの病室で何が起こっとるか、ちゃんと知っとるのか。

―――― 看護のミカタ ――――

入院して、手術して、環境変わり過ぎて眠られへんのは、患
者さんにとってはようあること。睡眠薬を使えば楽に眠れる
さかい、すすめたのに。それに、夜間の急変はようあることで、
バタバタして申し訳あらへんけど、こればっかりはどうにもできひ
ん…

睡眠が不満です

　一般的に日本人の2割は睡眠に不満があり、中でも、60歳以上の高齢
者では約3割の人が何らかの睡眠障害を有しているといわれます。

　睡眠障害というと不眠症を真っ先に考えますが、眠れないことイコー
ル不眠症ではありません。不眠の原因は、環境や生活習慣によるもの、
精神的・身体的な病気から来るもの、薬によって引き起こされるものな
ど、さまざまです。

　睡眠の問題は1つの原因や病気だけでなく、いくつかの要因が重なる
ことも多くみられます。睡眠の何が問題なのか、その原因は何か、主観
的な症状と客観的な情報から総合的に判断し、患者に合った対策を講じ
ることが大切です。

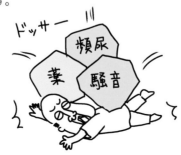

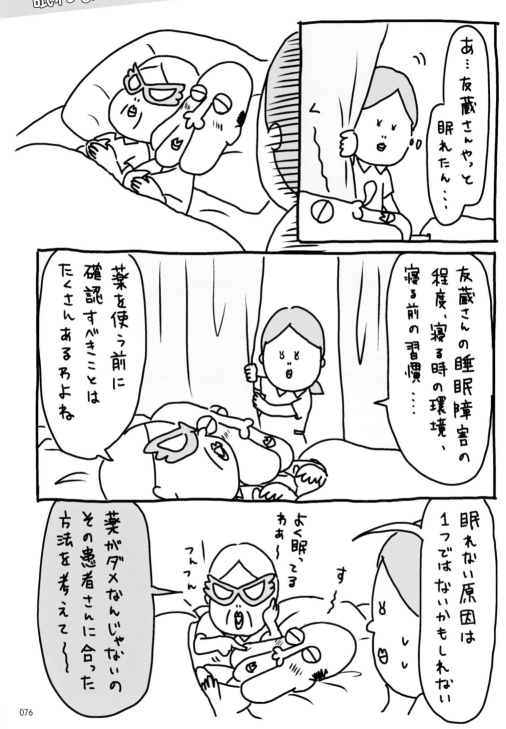

多床室での悩みナンバーワンは「眠れないこと」

　入院患者の悩みで最も多いのが眠れないことです。その原因として、同室患者のイビキがあり、看護師へのクレームも多いようです。

　病院だからという理由で、赤の他人と一緒に長く寝泊まりすることは、非日常の最たることかもしれません。入院当初、多くの患者は、病と闘う戦場の同志のように、多床室の仲間を受け入れる決心と覚悟をしてきます。でもその決心は、残念ながら長続きしません。

　看護師も毎晩毎晩、フクロウのように眠らない患者と付き合うのは至難のワザです。そこでつい「軽い薬ですから大丈夫ですよ。依存性はありません」などと言い、早く眠りますようにと祈りたくなるのです。

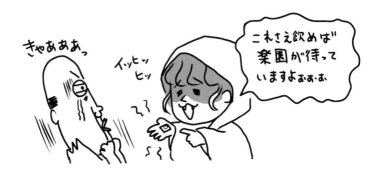

多床室で睡眠とうまく付き合う

　不眠の原因が同室患者のイビキとわかると、事情は少し複雑になります。その同室患者も眠れず睡眠薬を希望すると、病院で処方される睡眠薬は（ベンゾジアゼピン系でも非ベンゾジアゼピン系でも）副作用として呼吸抑制や筋弛緩があるため、気道の狭小化が起こりやすく、イビキが出やすくなるのです。つまり、先に眠れないと訴えた同室患者が睡眠薬を服用することで、イビキが誘発されてしまったとも考えられます。

　誤解しないでください。多床室の患者の不眠対策は、全員に睡眠薬を与えることではありません。眠れない本当の理由やイビキの原因などを徹底解明して、不眠を誘発させない対策を講じることが重要なのです。

友蔵さんのためにできること

　睡眠は心身の回復を高める何よりの薬。今夜こそ友蔵さんにぐっすり眠ってもらうために、今できることを考えてみましょう。

❶ 友蔵さんは、入院前は規則正しい睡眠が確保されており、もともと睡眠障害はありませんでした。術後経過にも特に問題がないことから、まずは**睡眠環境を整える**ことに注力します。

❷ 薬に依存したくない、飲みたくないのであれば、いかにリラックスして眠れるかを考えます。
　例えば、背部にレンチンタオル（電子レンジでほかほかに温めたタオル）を当てることで極楽状態になるようなら、手先や足先もレンチンタオルで温めるのも一案です。末梢の冷えからくる高齢者の入眠障害に効果的です。足浴より手軽にできます。

❸ 騒音や、同室者のイビキ・歯ぎしり対策には、耳栓やイヤホンが簡便です。耳栓に抵抗がある場合は、イヤホンで好きな音楽を聴きながら寝てもらうと、落ち着いて眠りやすくなります。

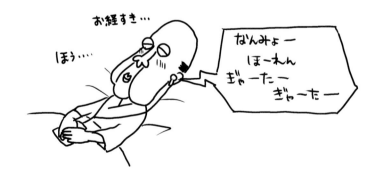

❹ 同室患者のイビキについては、軽視や放置はせず、その原因をつかみます。不適切な眠剤の服用、睡眠時無呼吸症候群、耳鼻咽喉科の疾患の有無、脳神経系の疾患の有無についてチェックしましょう。

5 **4**について異常がなく、それでもイビキをかく場合は、できるだけ仰向けではなく横向きに寝るようにすすめます。顔を上に向けると舌やのどの筋肉が下がり、呼吸時に気道が狭くなりイビキをかきやすくなるからです。横向きでは舌が気道をふさぐことがなく、呼吸がしやすいためイビキをかきにくくなります。

6 不眠対策を講じても夜間眠れず、昼寝をしていたら、小一時間は起こさないでください。**睡眠の確保を優先**させましょう。

昼寝をし続けることが睡眠障害を誘発するわけでもありません。無理に夜間眠ろうとせず、むしろ起きる時間を習慣付けします。

夜間に覚醒して眠れない場合は、本を読む、日記や手紙を書く、ラジオを聴くなどして、自然に眠くなるのを待ちましょう。

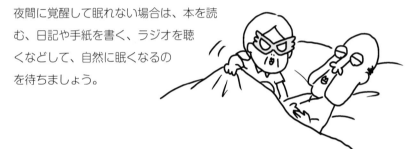

7 就寝直前の冷たい水分は控えますが、温かい白湯などは身体が温まり入眠しやすくなります。

特に高齢者では、代謝や排泄機能の低下により頻尿から不眠になることがよくあります。さらに向精神薬の副作用による鎮静・催眠作用のため眠気が生じ、ふらつきなどによる転倒の危険性もあり、注意を要します。

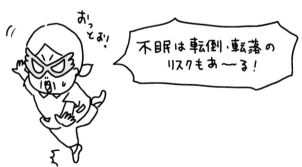

おっとぶ！

不眠は転倒・転落のリスクもあ〜る！

03

熱いお風呂が好き

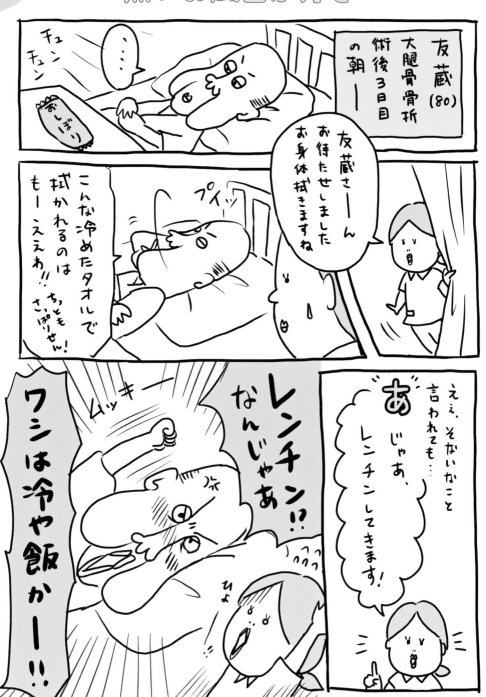

患者のミカタ

風呂は熱めに限る。ぬるい風呂なんて入った気がせん！でも入院してからは風呂どころか、冷えたタオルで身体を拭いてもらうことしかできない。それなのに…またタオル？レンジでチン？ワシは熱いお風呂に入りたいんじゃ──！！

看護のミカタ

何で怒られたかわからへん〜おっかないわぁ…タオルをあったかくすれば喜んでくれると思ったんだけど…何か間違ってたんやろか…？

清拭の極意は拭くだけにあらず

　日本人はお風呂好きな民族です。入浴は高温多湿の気候風土に適応するために、習慣的に身に付いた生活習慣でもあります。昨今ではシャワーだけで済ます人が若い人に限らず多くなってきていますが、これを入浴とはいいません。入浴とは、湯船に浸かって自律神経を鎮め、血液循環を促進させ、免疫効果を高める作用を活用することです。

　一方、清拭（ベッドバス）は、入浴ができない患者の身体を清潔な状態に保つ（保清）ために行う看護技術です。つまり、入浴にとって替わる技術を意味するのです。短時間で行う温湯清拭では、血液循環に影響がないことは、すでに30年以上前に実証されています[1]。

　患者さんの「お風呂に入りたい！」という願いが叶えられなくても、清拭で入浴効果をもたらす方法として、**熱布清拭**があります。

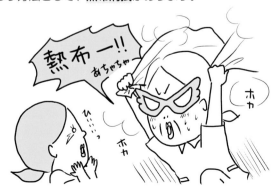

熱布タオル、登場！

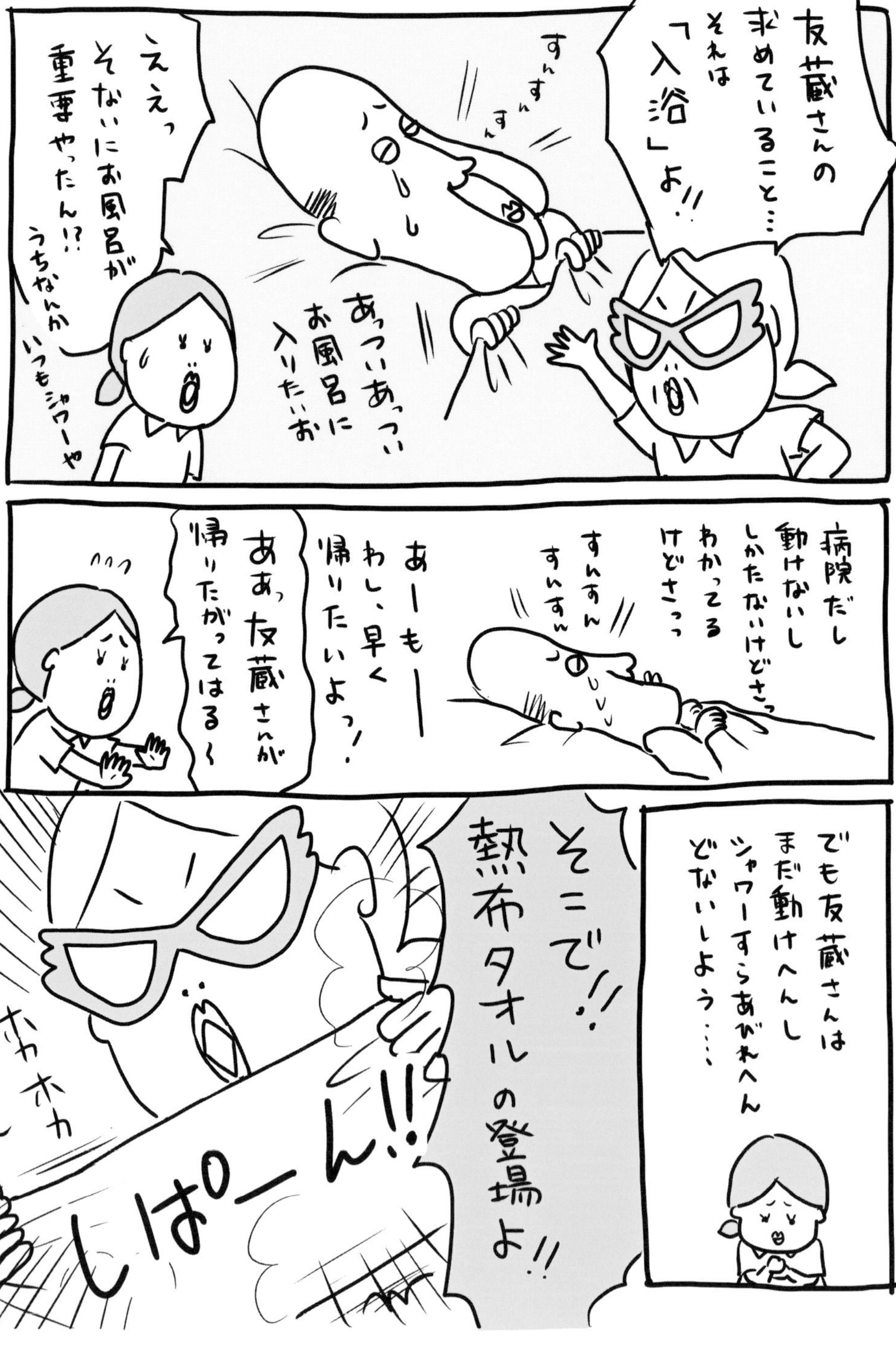
友蔵さんの求めていること…それは「入浴」よ!!
すんすん すんすん
あっついあっつい お風呂に入りたいお
ええっ そないにお風呂が重要やったん!?
うちなんかいつもシャワーや
病院だし動けないししかたないけどさっ わかってるけどさっっ
すんすん すんすん
あーもー わし、早く帰りたいよっ!
ああっ友蔵さんが帰りたがってはる〜
でも友蔵さんはまだ動けへんし シャワーすらあびれへん どないしよう……
そこで!! 熱布タオルの登場よ!!
ホカホカ
しぱーん!!

熱布清拭は極楽です

　高齢患者や術後安静を強いられる患者の場合、熱生成に関与する筋肉量が低下するため、基礎代謝量が低下し全身が冷えやすくなります。

　そこで、いつもの全身清拭に熱布清拭を加えましょう。できれば、手浴や足浴に熱布ラップを加えれば、極楽ベッドバスになります。

熱布清拭のレシピ

❶ まず、ざっと全身清拭をします。汚れがひどくなければ、石けんは使わなくても大丈夫。お風呂に入る時の掛け湯の感覚です。最近の皮膚科学では、洗浄により皮脂を取り過ぎないほうが皮膚バリアが保てるといわれています。それでも気になるようなら、ボディソープを手で泡立てて、タオルでそっと拭き取りましょう。くれぐれも、ゴシゴシ拭き取らないこと。

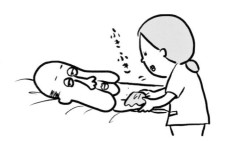

❷ 次に、患者に側臥位になってもらい、やや熱めのお湯で温めたフェイスタオルの長辺を2つ折りにしたものを2枚ずらして重ね、背部と腰部全体を覆います。腰部まで温めると腸蠕動が促進され、排便障害を緩和／予防できます。お湯の温度は、あなた自身が火傷しない程度で、患者の好みの湯温でかまいません。清拭に絶対温度はありません。

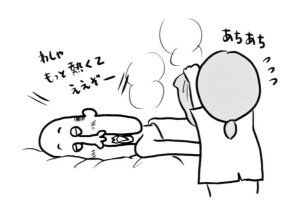

3 最後に、大きめのバスタオルで上半身を覆い、しっかり温まっていた
だきます。ここまでで、まるで入浴したかのようにリラックスでき、
末梢循環は改善されますが、
手と足を温めたタオルでく
るんでビニール袋でラップ
すれば、より全身浴に近い
状況になります。これで、
友蔵さんはきっと満足して
くれるでしょう。

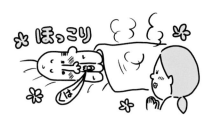

　熱布清拭の所要時間は、**10〜15分程度で十分**です。これ以上行うと
タオルが冷めて逆効果になりますし、長風呂と同じように温熱負荷で疲
労しますので注意してください。
　なお、当然ですが、熱布清拭は患者の病状に合わせて、医師と相談し
て行いましょう。室温の調整やプライバシーへの配慮も必要です。

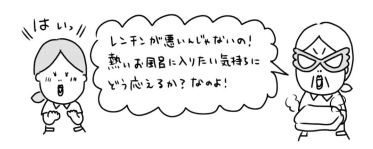

この「熱布清拭」、自分でも体験すると病みつきになります。ただし、
１人で行うには、相当高度なテクニックが必須です。自主練をおすすめ
します。

文献
１）阿部テル子, 西沢義子, 工藤千賀子, ほか：清拭による脈波,心拍数および皮膚温の変
化. 弘前大学教育学部紀要, 55号：83-91,1986.

Chapter

4

我慢しなきゃダメ？

ナースコールはナースコナイ！

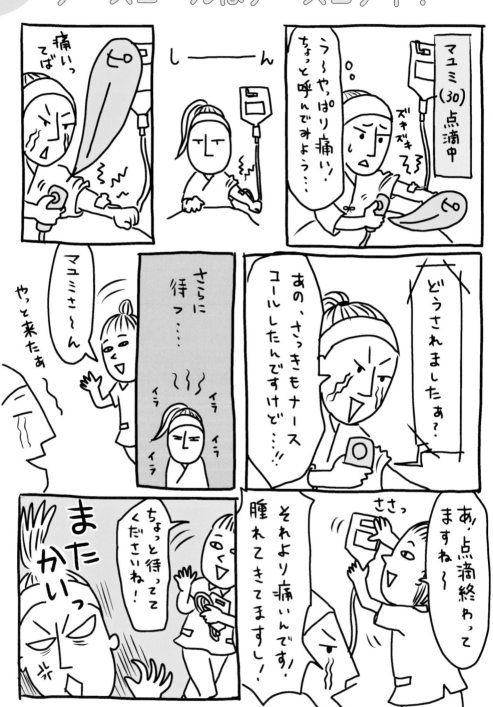

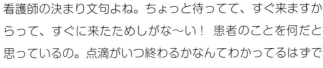

患者のミカタ

看護師の決まり文句よね。ちょっと待ってて、すぐ来ますからって、すぐに来たためしがな〜い！ 患者のことを何だと思っているの。点滴がいつ終わるかなんてわかってるはずでしょ。それより、痛いって言ってるんだから、ちゃんと応えてよね。

看護のミカタ

点滴に追加がないから、少しくらい待っててもらっても大丈夫なはず。同時に複数の患者からナースコールがあると優先順位を判断して対応するしかない、これはしかたがないこと。決して患者のことをなおざりにしているわけではないんだけど…看護師の業務をわかってもらうのは難しいのかも？

患者はナースコールを押せない

　看護師は気軽に「何かあったらナースコールしてください」と言いますが、一般的に患者は**ナースコールを押すことに抵抗がある**ものです。新人看護師が電話やナースコール対応が苦手なのと同じで、顔が見えないよく知らない人と会話することに、人は抵抗があるのです。

　ましてや、看護師は「ちょっと待って」を3分以内と思っていても、患者にとってそれは30分に相当するほど長〜く感じるものです。もう一度押すべきか、押さざるべきか、患者はベッドで悶々としているのです。そしてなかなか来ない看護師にいらだちと、時には同情すら抱き、もはや、看護師への信頼感や期待は失せていきます。

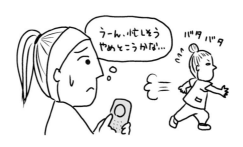

「何か」とはなんだ！？

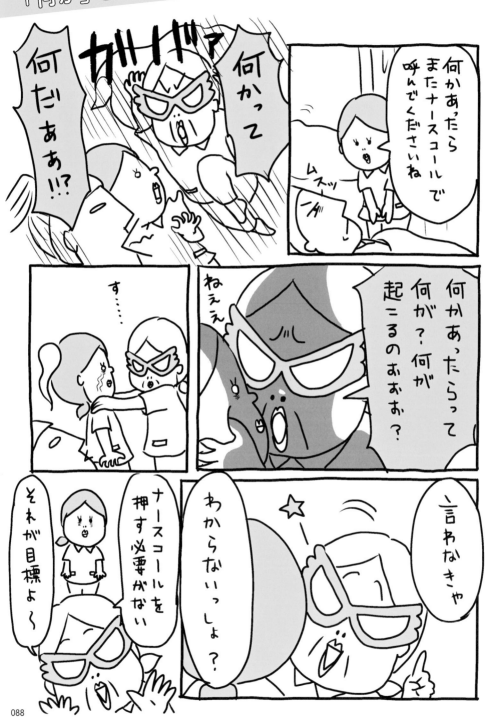

言葉にしなくちゃわからない

　看護師の言う「何かあったらナースコールで呼んでください」の「何か」とは、身体的な違和感だけでなく「○○の使い方がわからない」「介助してほしい」と思ったらナースコールをしてほしい、という意味合いも含まれているのでしょう。

　しかし、患者にしてみれば、「ちょっと手を貸してほしい」ぐらいでナースコールはできないと躊躇してしまうものです。患者に伝わる言葉を選んで、具体的なイメージができるよう、十分な説明をする姿勢が大切です。例えば「点滴の針が入った部分が痛むようであれば呼んでくださいね」とか「ベッドの角度を変えたい時はナースコールを押してください」など、その患者に想定される要求を考えて具体的な説明をしておきましょう。

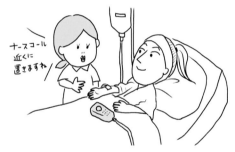

ナースコールに頼らない看護

　予測可能なナースコールは意外に多く、特に、時間的な計算ができる「点滴」は最も予測ができるものです。つまり、早め早めの訪室を心掛けるだけでナースコールトラブルは避けられるのです。段取りのよい看護をマネジメントするスキルが患者の不安を和らげ、合理的な看護が可能になります。

　一方で、ナースコールがないからと安心するのは早計です。ナースコールを押せない危険な状況に患者が陥っているのかもしれません。

　安易に**ナースコールに依存した看護は危険**です。患者の状況を常に把握できるよう、気配り、目配り、声掛けを心掛けましょう。

マユミさんのためにできること

1　点滴管理は看護師の仕事と改めて心得よ！

　看護師がベッドサイドから離れる時には、「点滴中は、看護師が定期的に確認しに来ます。もし看護師が来る前に終わってしまっていたら、遠慮なくナースコールして教えてください」「点滴バッグの薬液がなくなっていても、空気は体内に入らない仕組みになっていますので、あわてずコールボタンを押してください」などと伝えましょう。患者に**点滴管理の仕事をさせてはいけません**。

2　「点滴中」の情報を共有せよ！

　点滴中のタイマーの活用は多くの看護師がしていると思いますが、通りすがりの看護師にも点滴中であることがわかるようしておきましょう。例えば、カーテンを閉め切っている場合は、カーテンの外に「点滴終了予定〇〇：〇〇」と明示しておきます。

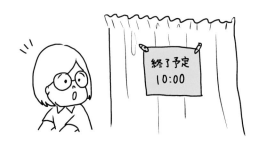

3　「何にどれくらいかかるか」を把握せよ！

　点滴中の患者からナースコールがあっても、ほかの患者の緊急性が高く、手が離せなくてすぐには行けない時は、「2〜3分後には必ず行きます」などと時間を示して、訪室を約束してください。ほかの患者の緊急性が高くない時は、安全にその患者のケアを中断して点滴への対応を優先させます。

　段取り上手になるためには、常に看護に要する時間が把握できていることが前提になります。日頃から、何にどのくらいかかるかを体感して

おきましょう。3分以上待たせる時は、すぐにほかのナースに応援を依頼します。

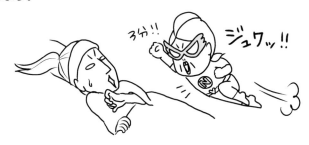

❹ 身体観察を習慣化せよ！

　点滴中の患者の身体観察は、手で触れ、目で確かめることを習慣化します。刺入部が腫れていなくても熱感があるようであれば、静脈炎が疑われます。また、排泄の状況、口渇、疼痛部位（腰痛、関節痛など）を確認しておきます。

　点滴は身体拘束感が強く、身体を緊張させて必要以上に身動きをしなくなってしまうこともあるので注意が必要です。逆に、点滴部位が腫れているのにまったく痛みを訴えないなど極端な無関心さも要注意です（高齢者によくあります）。

　1年間のナースコールの数が100万回以上の施設もあるそうです。看護師がナースコールに翻弄される様子が想像できます。ナースコールを頻繁に押す患者、あるいはナースコールが頻繁に鳴る時間帯の原因／理由を詳しく現状分析してみる必要があります。こういったデータの活用も、看護の労働効率の改善と、患者への「本当の看護」の提供につながるかもしれません。

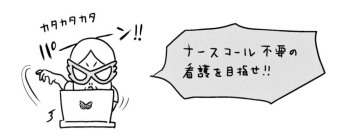

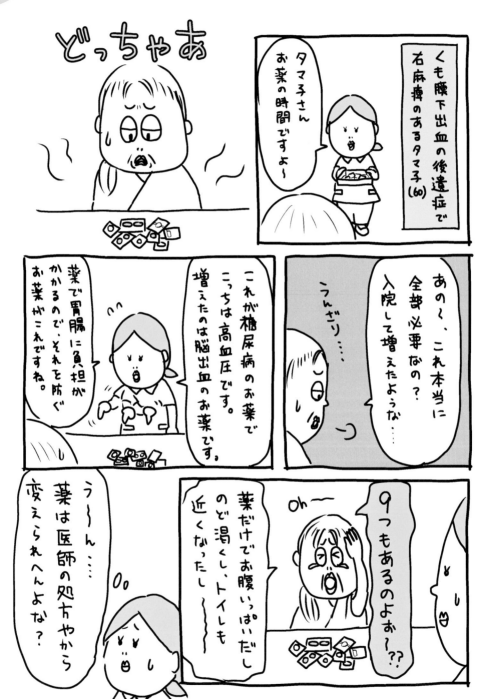

:::: 患者のミカタ
薬ばっかり飲ませて、いったい何が本当に効いてるのかしら。のどは乾くし、むかむかして食欲はさっぱりないし、どうもトイレが近くなったような…。病気を治しているのか、増やしているのかわからなくなってきたわ!
::::

:::: 看護のミカタ
糖尿病と高血圧に脳血管疾患と三拍子そろうてる場合は、薬が増えてもしかたがあらへん。確かに副作用は気の毒やけど、薬の処方は医師の責任やさかいなぁ…
::::

ポリファーマシー（polypharmacy）と薬物有害事象

　薬物の多剤併用をポリ（多い）ファーマシー（薬）といいます。ポリファーマシーの定義は明確にはなく、複数の薬物が投与されていることを意味します。近年、多剤併用する高齢者の増加とともに「薬物有害事象」が問題視されています。薬物有害事象とは、"薬を使っている人に起きるあらゆる有害なイベント"です[1]。「降圧薬で血圧が下がり過ぎて転倒」など、薬の副作用だけでなく主作用により起きた事象も含まれます。

　高齢者に薬物有害事象が起こりやすい要因として、複数の疾患をもっていたり，慢性疾患により長期に薬を服用していることが挙げられます。

● 高齢者で薬物有害事象が増加する要因[2]

多くの因子が高齢者における薬物有害作用増加に関連しており、表にまとめた。そのうち最も重要なのは、薬物動態の加齢変化に基づく薬物感受性の増大と、服用薬剤数の増加である。

疾患上の要因	複数の疾患を有する→多剤併用、併科受診 慢性疾患が多い→長期服用 症候が非定型的→誤診に基づく誤投薬、対症療法による多剤併用
機能上の要因	臓器予備能の低下（薬物動態の加齢変化）→過量投与 認知機能、視力・聴力の低下→アドヒアランス低下、誤服用、 　　　　　　　　　　　　　　　症状発現の遅れ
社会的要因	過少医療→投薬中断

〔日本老年医学会 日本医療研究開発機構研究費・高齢者の薬物治療の安全性に関する研究研究班（編）：高齢者の安全な薬物療法ガイドライン2015．p.12, 2015より転載〕

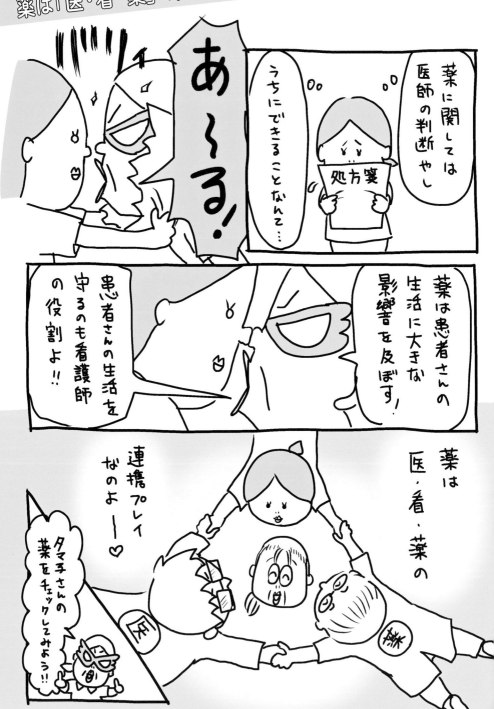

薬は「医・看・薬」の連携プレイ！

● その症候、もしかしたら薬のせい？

高齢者にみられる頻度の高い、ふらつきや転倒、便秘や尿失禁などの排泄障害は「薬物起因性老年症候群」によるものであることが少なくないといわれます。これらの症候がみられたら、薬剤との関係を疑ってみましょう。

● 薬物起因性老年症候群と主な原因薬剤[3,4]

症候	薬剤
ふらつき・転倒	降圧薬、睡眠薬、抗不安薬、抗うつ薬、てんかん治療薬、抗精神病薬、パーキンソン病治療薬、抗ヒスタミン薬など
食欲低下	非ステロイド性抗炎症薬（NSAIDｓ）、アスピリン、緩下薬、パーキンソン病治療薬など
便秘	睡眠薬、抗不安薬、抗うつ薬、過活動膀胱治療薬、腸管鎮痙薬、抗精神病薬など
排尿障害・尿失禁	抗うつ薬、過活動膀胱治療薬、腸管鎮痙薬、抗ヒスタミン薬、睡眠薬、抗不安薬、抗精神病薬、利尿薬など

〔秋下雅弘：高齢者のポリファーマシー 多剤併用を整理する「知恵」と「コツ」. 南山堂, 2016／厚生労働省：高齢者の医薬品適正使用の指針 総論編. p.10, 2018を参考に作成〕

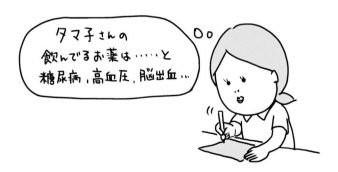

「薬問題解決！」のポイント

1 タマ子さんの薬の服用状況と症状を把握します。

- タマ子さんが服用している薬のリストを作りましょう。
- 服用中の薬の副作用をチェックします。
- タマ子さんの現在の症状を全身図（マップ）に表現します。
- それらの症状が出始めた時期と服用時期を聞き取ります。
- 正しく薬が服用されているか、食前薬、食間薬、食後薬などについて、いつ，どの薬をどれだけ、どのように服用しているかをタマ子さん自身に24時間円グラフに記入してもらいます。

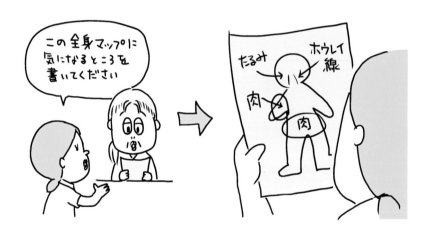

2 薬カンファレンスを行います。

- ❶ の情報をもとに、まず担当医に相談し、現在の薬の主作用と薬物有害事象（副作用を含む）のバランスを判断してもらいます。
- 次に、担当医とともに担当薬剤師と相談し、現在のタマ子さんに最適な薬に変更してもらいます。この際、薬剤師から「薬の相性（飲み合わせ）」について、飲み方を含めてタマ子さんに内服指導をしてもらいます。

❸ 処方後、1週間経過しても改善しない場合は、
　再度、薬カンファレンスを行いましょう。

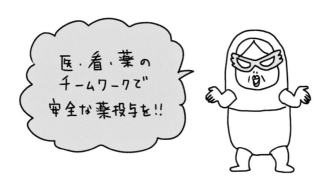

文献

1）秋下雅弘：看護・介護現場のための高齢者の飲んでいる薬がわかる本．p.20．医学書院，2018.
2）日本老年医学会 日本医療研究開発機構研究費・高齢者の薬物治療の安全性に関する研究研究班（編）：高齢者の安全な薬物療法ガイドライン2015．日本老年医学会，2015.
3）秋下雅弘：高齢者のポリファーマシー 多剤併用を整理する「知恵」と「コツ」．南山堂，2016.
4）厚生労働省：高齢者の医薬品適正使用の指針 総論編．2018．
https://www.mhlw.go.jp/content/11121000/kourei-tekisei_web.pdf（2019年9月最終アクセス）

リハビリは呪文？

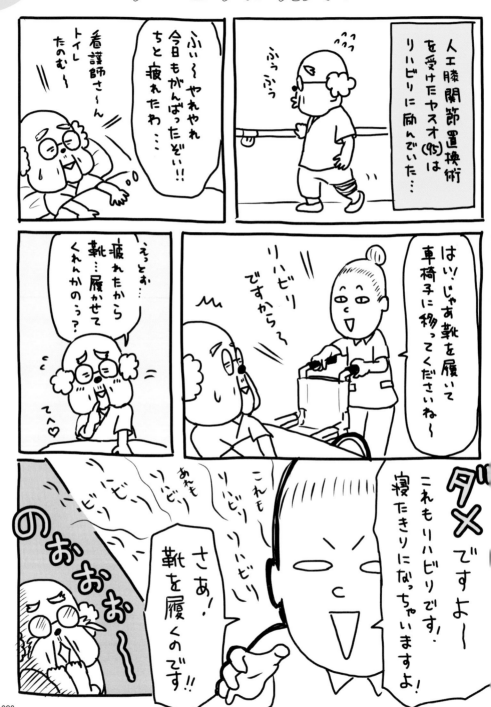

> ────── 患者のミカタ ──────
>
> 疲れとる時くらい、やさしくいたわってくれたっていいのに。なんでもかんでもリハビリ、リハビリと言えば正しいと思いこんどる！リハビリが重要なことはわかっとるわい。まったくやさしくないなぁ。やる気も失せるわい！

> ────── 看護のミカタ ──────
>
> 95歳で人工関節にしたんだから、1日も早く歩けるようになりたいでしょうに。自分でできることは自分でするのがリハビリの基本だから、日常的にリハビリしましょうと促しただけ。どうして不機嫌になるのかしら？

リハビリの勘違い

　もともとリハビリテーションとは、「単なる機能回復訓練ではなく、心身に障害を持つ人々の全人間的復権を理念として、潜在する能力を最大限に発揮させ、日常生活の活動を高め、家庭や社会への参加を可能にし、その自立を促すもの」[1]です。したがって、看護・介護を要する状態となった高齢者が**全人間的に復権し、新しい生活を送れるように支えること**がリハビリテーションの本来の考え方です。

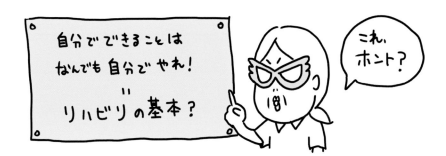

依存か、依頼かを見極めよ！

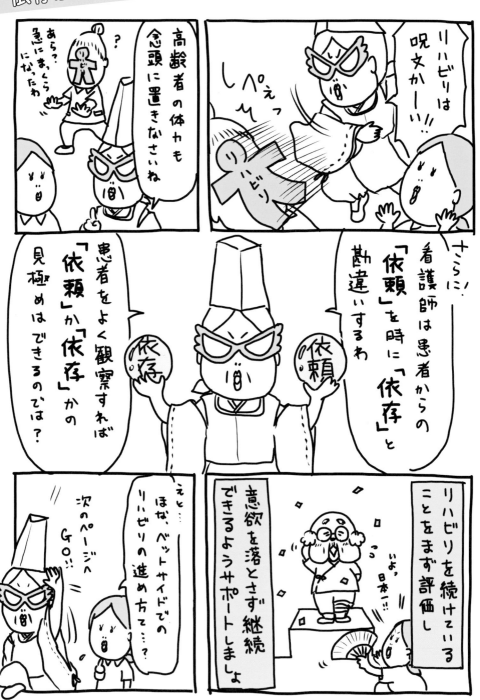

リハビリは呪文かーい!!!

ぺえっ し〜〜 りハビリ

高齢者の体力も念頭に置きなさいね

あらっ 急にまっくらになったわ

？

さらに！看護師は患者からの「依頼」を時に「依存」と勘違いするわ

患者をよく観察すれば「依頼」か「依存」かの見極めはできるのでは？

依存 依頼

リハビリを続けていることをまず評価し

意欲を落とさず継続できるようサポートしましょ

いよっ、日本一!!

えと…ほな、ベッドサイドでのリハビリの進め方で…？

次のページへGO!!

100

気力・体力に合わせた、やさしさ満載リハビリケア

　ヤスオさんのような、人工膝関節置換術後の高齢者のためのリハビリの進め方を考えてみましょう。

❶ 疲れた、できないと言われたら、そのまま受け入れサポートします。

❷ リハビリの成果は、小さな変化でもおおげさに認めましょう。例えば、「1人で起き上がれるようになりましたね!」「靴が履けるようになりましたね!」「昨日よりスムーズに動けるようになりましたね!」「まだ、少しふらつきますが、ちゃんと身体を支えられますね!」など。

❸ 食事、排泄、清潔などで、どんなことが1人でできるようになりたいかの希望を1週間単位で確かめましょう。

❹ 退院したらどんなことをしようと思っているかも、確かめておきましょう。

❺ 家族や友人が面会に来られた時に、リハビリの成果と今後の患者の希望をさりげなく伝えましょう。

❻ 人工膝関節置換術後に痛みが強くて持続的他動運動(CPM:continuous passive motion)が進まない場合は、下記↓を見直してみましょう。

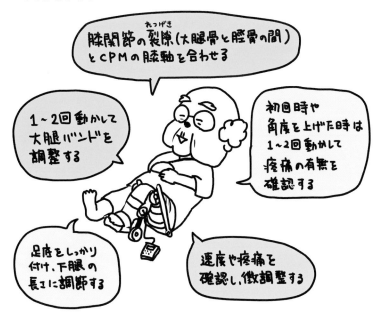

人工膝関節置換術後のリハビリの基本

1 最近は、超高齢者にも人工関節置換術などの整形外科的手術が積極的に行われるようになりました。これは高齢者のQOLを高め、介護負担を減らし、健康で自分らしい生活を促進するためでもあります。

2 関節の安定を保つ役割を果たしている筋肉や腱は、動かさないと短期間で機能が低下するため、術翌日〜2日目までにリハビリを開始します。リハビリにより筋肉を増強し、術後の関節拘縮を防ぐことで、日常生活への早期復帰が可能になります。

3 ベッドサイドリハビリには、次のようなものがあります。リハビリスタッフと協力して患者に合ったメニューを考えてみましょう。

- CPMによる膝関節可動域の拡大訓練
- 大腿四頭筋等尺収縮運動

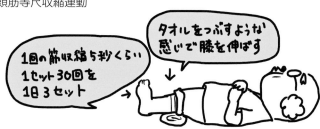

- 下肢を伸展したまま垂直に上げ下げする下肢伸展挙上訓練（SLR訓練：straight leg raising）

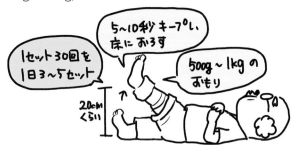

・歩行器による歩行訓練

4 リハビリ訓練室では、作業療法士や理学療法士などのリハビリスタッフが、患者の身体機能に合わせたリハビリを行います。

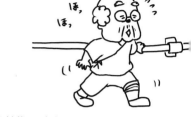

・平行棒による歩行訓練
・杖による歩行訓練
・階段昇降訓練

　整形疾患は痛みとの戦い、不必要なストレスは禁物です！

　急性期の痛みの強い時期は、強い疼痛を伴わない運動を長く、こまめに行います[2]。強い疼痛は筋の防御性収縮を生じさせ可動域改善を阻害するばかりではなく、炎症を助長する可能性もあります。

　急激な可動域の改善を目指すと、翌日腫脹や疼痛が増大し、かえって可動域の改善を妨げる可能性があります。そのため、運動はＣＰＭのような他動運動のみではなく、患者自身が動かす自動運動が痛みを誘発しにくいため推奨されています[3]。

　痛みは、焦りや不安から助長されることもあります。丁寧な説明と患者の気持ちを尊重して関わることも大切です。

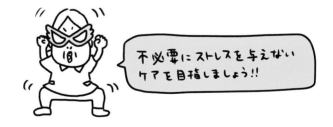

不必要にストレスを与えないケアを目指しましょう!!

文献

1) 高齢者リハビリテーション研究会：高齢者リハビリテーションのあるべき方向. p.1, 高齢者リハビリテーション研究会, 2004. https://www.mhlw.go.jp/file/05-Shingikai-12301000-Roukenkyoku-Soumuka/0000059451.pdf (2019年12月アクセス)
2) 高山正伸, ほか：理学療法士の違いは人工膝関節置換術後屈曲角度に影響するか. 日本人工関節学会誌, 36：198-199, 2006.
3) 黒澤 尚：変形性膝関節症の治療としてのリハビリテーション―運動療法ホームエクササイズの効果(第41回日本リハビリテーション医学会学術集会), リハビリテーション医学, 42 (2):124-130, 2005.

痛くない、痛くない

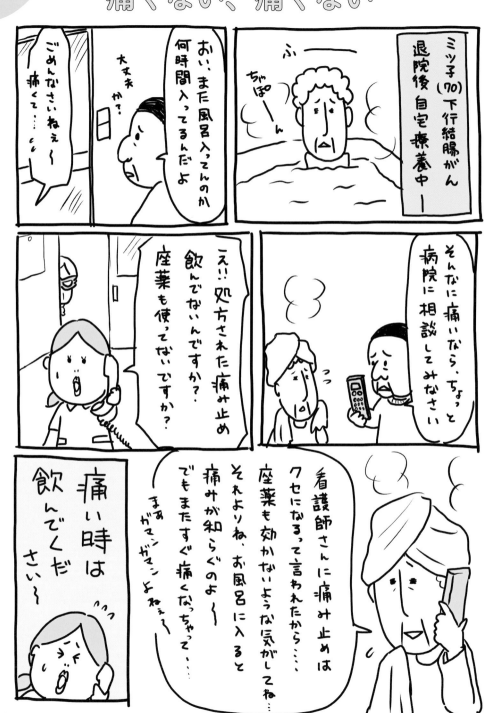

患者のミカタ

痛み止めはクセになり、頻繁に飲むと効かなくなるって言われたから飲んでいないし、座薬も使わずにひたすら耐えていただけ。痛みは徐々に強くなっている気がするけど、我慢するしかないのよね。

看護のミカタ

退院の時に「痛くなったら飲んでください。でも、頻繁に飲むとクセになって効きにくくなるかもしれません、座薬のほうがよく効くかもしれません」とは言うたけど…まさか、まったく痛み止めを使わへんなんて思わんかったわ。

がん性疼痛を知る！

　痛みを和らげるために必要な鎮痛薬の量は、痛みの原因や強さ、鎮痛薬に対する反応などによって異なります。そのため、その患者にとって十分に痛みを止めることができる量を、効果を確認しながら「痛みによる生活への影響がなくなる量」まで調節する必要があります。

　現在、痛みの治療に多く用いられる「WHO方式がん疼痛治療法」では段階的に鎮痛薬を使い、強い痛みにはモルヒネなどの医療用麻薬が使われます。軽いうちに治療を始めれば、**短期間に十分な鎮痛が得られる場合がほとんど**です。

　モルヒネなどの医療用麻薬に対して、「中毒」「寿命が縮む」といった誤ったイメージをもつ患者は少なくありません。医療者でさえ、「痛み止め（特に医療用麻薬）はクセになるから飲まないほうがいい」と考える人がいます。しかし、世界中で蓄積されてきた実証研究の結果から、がんの痛みの治療には医療用麻薬による鎮痛治療が効果的であり、「麻薬中毒」や「寿命が縮む」などの副作用は、**医師の指示のもとに使用している限り認められない**ことが明らかになってきています。

　医療用麻薬の一般的な副作用としては、悪心・嘔吐、眠気や便秘などがありますが、多くの副作用は予防や治療ができます。

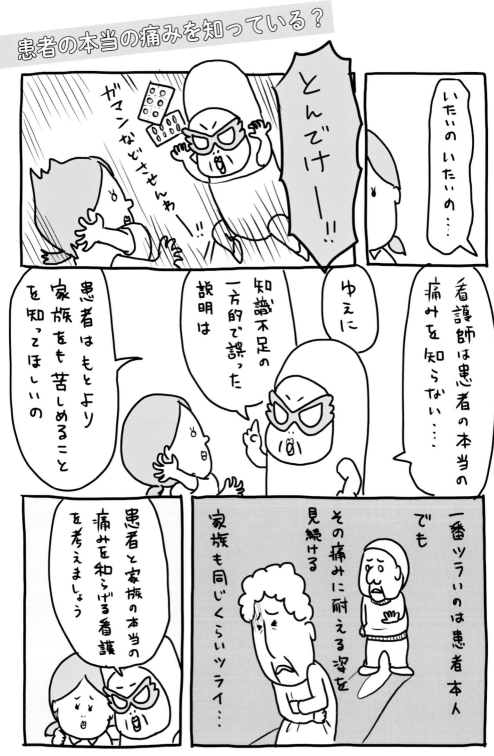

がん疼痛治療の基本

「WHO方式がん疼痛治療法」の5原則は、❶経口的に、❷時刻を決めて規則正しく、❸除痛ラダーに沿って効力の順に、❹患者ごとの個別的な量で、❺そのうえで細かい配慮をする、となっています。

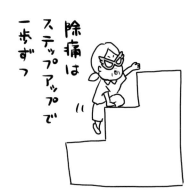

ミツ子さんのためにできること

WHO方式の基本とともに、今、目の前で痛みに苦しむ患者に看護師としてすべきことを考えてみましょう。

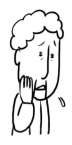 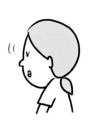

❶ まず、患者の痛みの訴えを信じることが基本です。
❷ 痛みについて患者に尋ね、痛みの強さと痛みの状況について把握し、今の心理状態を理解します。

❸ 薬物療法以外の方法、ミツ子さんがすでに実施している温熱療法などを再検討し、治療の効果を継続的に評価します。

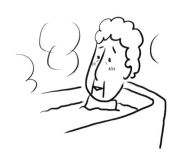

4 鎮痛薬はクセになる、頻繁に飲む
と効かなくなる、というのは誤り
であることを、しっかり伝えます。

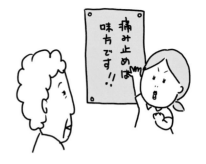

5 予防的対応を含めた十分な副作用対策が必須です。医療用麻薬の副作
用には、消化器系の副作用として、悪心・嘔吐、便秘があります。そ
のほかの副作用として、眠気、せん妄・幻覚、呼吸抑制、口内乾燥、
瘙痒感、排尿障害、ミオクローヌ
ス、痛覚過敏、心血管系の副作用
などがあります。患者とともに医
師と相談しながら、痛みに合った
治療を進めていきましょう。

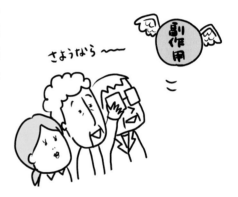

6 がん疼痛治療の目的は、**痛みのない日常生活**です。そのためには、夜
間の睡眠の確保、安静時の疼痛の消失、動作に伴う疼痛の緩和などの
生活に沿った目標設定を患者とともに立てましょう。

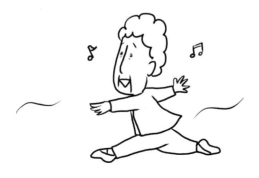

Chapter

5

当たり前のこと、
叶えたい

01

悩ましき夜の頻尿

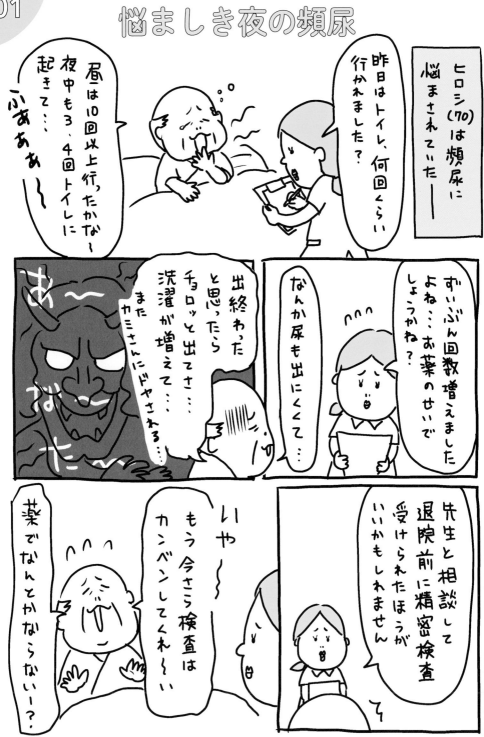

────── 患者のミカタ ──────

心不全の薬が効き過ぎておしっこの量が増えているのか？ いや待てよ、おしっこも出にくくなっているし違う気もする。このままでは家に帰れん。でもまた変な検査をされるのはゴメンだ。薬でなんとかしてくれんかなぁ。

────── 看護のミカタ ──────

やっと心不全が落ち着いてきたのに、これだけ頻尿があって排尿障害も出とったら、精密検査をしといたほうが安心なんやけどな。薬でなんとかして言われても、退院も近いし入院中に検査するほうが楽やのに…。

排尿障害を改めてアセスメントする

　頻尿などの排尿障害の原因を「治療中の心不全によるもの」と考えるのは順当ですが、患者の性別、年齢、そして現在の排尿症状などから、原疾患に由来しない可能性も考える必要があります。

　排尿障害は、溜めた尿を速やかに排出することができなくなる排出障害と、一定量の尿を膀胱に溜めることができなくなる蓄尿障害に分類されます。

　ヒロシさんのように、夜間に頻繁にトイレに起きるような状態のまま退院するのは不安なものです。悩みの種である排尿障害がどのようなものなのか、退院前に原因と対策を考えることが必要です。

● 排出障害と蓄尿障害の違い[1]

排出障害	蓄尿障害
• 膀胱排尿筋の収縮力低下 • 膀胱出口の抵抗増大	• 膀胱排尿筋の過活動 • 膀胱出口の抵抗減弱 • 尿道閉鎖圧低下
▼	▼
排尿困難	尿失禁・頻尿

〔長寿科学振興財団：健康長寿ネット 高齢者の排尿障害と対策. 2018より一部改変〕

排尿障害はひとつじゃない！

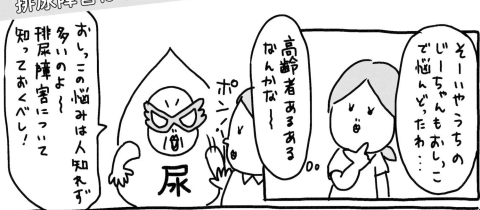

そーいやうちの
じーちゃんもおしっこ
で悩んどったわ…

高齢者あるある
なんかな〜

おしっこの悩みは人知れず
多いのよ〜
排尿障害について
知っておくべし！

ポン！
尿

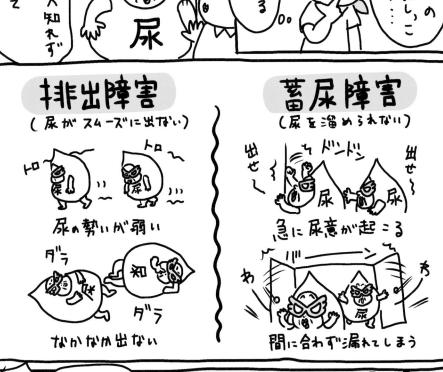

排出障害
（尿がスムーズに出ない）

トロ〜
トロ〜
尿
尿
尿の勢いが弱い

ダラ
ダラ
なかなか出ない

蓄尿障害
（尿を溜められない）

出せ〜
ドッドン
出せ〜
尿
尿
急に尿意が起こる

わ
バーーン
あ
尿
間に合わず漏れてしまう

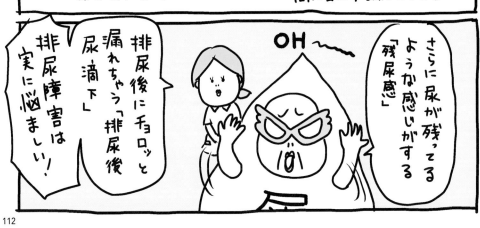

排尿後にチョロッと
漏れちゃう「排尿後
尿滴下」
排尿障害は
実に悩ましい！

OH〜

さらに尿が残ってる
ような感じがする
「残尿感」

頻尿はなぜ起こる？

「頻尿」に明確な定義はなく、一般的には朝起きてから就寝までに8回以上排尿がある場合を昼間頻尿といい、就寝後1回以上排尿がある場合を夜間頻尿といいます。

　頻尿の原因として、中高年男性によくみられるのが前立腺肥大症です。前立腺肥大症の50～70%が過活動膀胱（尿意切迫感と頻尿を伴う）を合併します。過活動膀胱では、膀胱に十分尿が溜まっていないのに膀胱が勝手に収縮してしまい、すぐに排尿したくなってトイレに行くことを繰り返します。排尿後に膀胱内に尿が多量に残る（残尿）と、膀胱に溜められる尿量が減り、頻尿になる場合もあります。

　頻尿は前立腺肥大症だけでなく、脳卒中やパーキンソン病などの中枢神経疾患で過活動膀胱が起こることでも生じます。また、膀胱炎や前立腺炎などの感染症では、尿意が亢進して頻尿になります。高血圧、心不全、腎機能障害では、夜間の尿量が多くなり夜間頻尿となります。

　あるいは、脳卒中予防になると信じ込み、水分を必要以上に多量に摂取して頻尿になっていることも少なくありません。

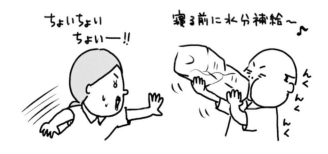

ヒロシさんのケアプランを考える

　ヒロシさんの頻尿の原因は、利尿剤ではなく、前立腺肥大症などほかの原因であることも考えられます。原因が特定されれば必要な治療を進

めることができますし、日常生活上の注意点も説明できます。ヒロシさんが安心して退院できるよう、退院前のケアプランを作成しましょう。

1 現在の排泄機能を見極めるため、「**排尿チェック表**」（→p.127）をもう一度、ヒロシさん自身でチェックしてもらいましょう。尿失禁のタイプや、尿排出障害の有無を判断する目安になります。

2 排尿の回数や量を記録する「**排尿日誌**」も24時間記入してもらい、自身の排尿状況を数値化して客観視してもらいましょう。排尿の回数や量、間隔について、昼夜の比較ができます。

3 排尿後の**残尿測定**をします。残尿測定器は、超音波により膀胱内の尿量を測ります。絶対値にこだわらず、その患者の残尿量の変化を相対的に判断します。正確に測定する場合は導尿します。

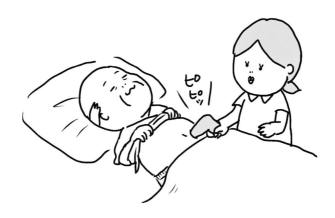

4 排尿障害の検査にはどのような検査があるかを説明しておきます。

・尿流速測定：尿流量測定装置に排尿し、排尿時間・尿勢を測定します。

・前立腺エコー検査：恥骨部にエコーを当てて前立腺を診断します。
いずれの検査も痛みはなく、短時間で終わります。上記の検査前には、問診によるIPPS（国際前立腺症状スコア）とQOLを調べます。血液検査によるPSA（前立腺がんの腫瘍マーカー）のほか、尿検査により尿路結石や尿路感染症の有無を調べます。

そのほかに「直腸診」による前立腺診断もありますが、行うかどうか
は医師の判断によります。検査結果によって、その後の治療を医師と
相談します。

5 排尿障害を放置すると尿路結石を誘発し、さらには腎機能低下などに
よってQOLも低下します。明らかな症状がみられている場合に検査
を先延ばししてしまうと、さまざまな悪影響により退院しても日常生
活を楽しむことができないことを知ってもらいましょう。

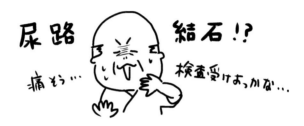

6 どうしても検査を躊躇する場合は、まず泌尿器科の医師に相談するだ
けでもかまわないことを伝え、受診をすすめます。

7 薬のみの治療を希望する場合でも、検査が必要であることをわかりや
すく説明し、納得してもらいましょう。

文献
1）長寿科学振興財団：健康長寿ネット 高齢者の排尿障害と対策. 2018.
　　https://www.tyojyu.or.jp/net/kenkou-tyoju/kenko-cho/haisetsushogaitaisaku.
　　html（2019年11月最終アクセス）

02

自分で食べたい

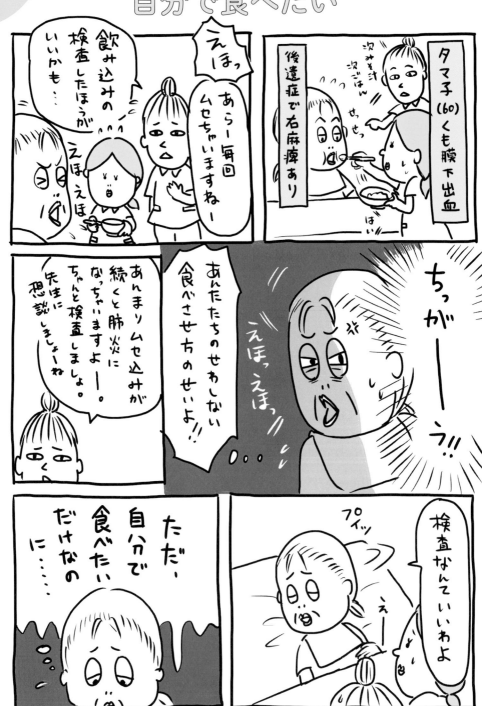

患者のミカタ

食べさせられるのはごめんなのよ。だって、看護師はいつもせわしなく食べさせるから、焦っちゃってイヤなのよね。自分で食べられないのかしら…

看護のミカタ

利き手の右手が麻痺しているし、体力回復には経口摂取が一番よ。毎回ムセ込むようなら、まず検査が必要よね。確かに苦しい検査だけど…。どうしたらわかってもらえるのかしら？

ムセ込むのにはわけがある

　食事中の「ムセ込み」イコール「誤嚥性肺炎」と結び付けるのは性急でしょう。加齢や病気などで嚥下の反射運動が低下すると、軟口蓋（鼻へ通じるドア）や喉頭蓋（気管へ通じるドア）を閉じるタイミングが遅れ、**食べ物の一部が気管に流れ込んでしまいます。これが誤嚥です。**

●正常な嚥下反射

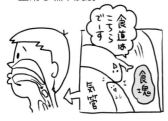

●反射運動が低下してしまうと…

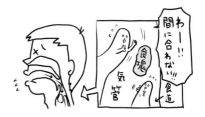

　ムセ込みとは、この誤嚥を防止するための防御反応です。つまり気管に入った食べ物を、**咳をすることで気管の外に出そうとする反応です（咳嗽反射）**。この咳嗽反射が低下すると、誤嚥性肺炎を起こしやすくなるため、十分な注意が必要になってきます。

　タマ子さんのムセ込みは、嚥下の反射運動の低下も考えられますが、**実は飲み込みのスピードと看護師の食事介助のスピードが合っていない**ことも関係しているかもしれません。

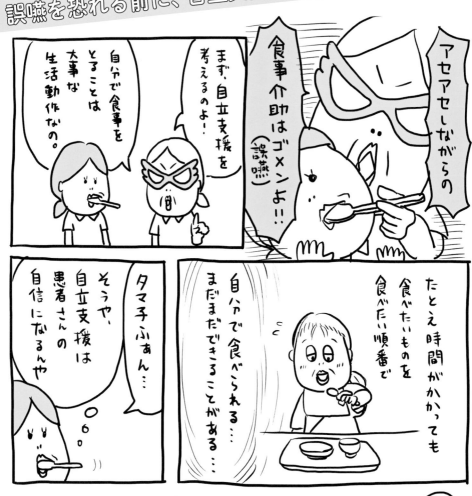

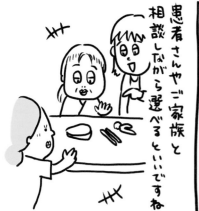

自助具もいろいろ！
ポイントはここよ！

① 持ち方は、握るのか・手にはめるのか
② 食器（皿など）からすくいやすいか
③ 口元に運びやすいか
④ 使う人に適した大きさ、重さか
⑤ 使う人に合った加工、調整ができるか
⑥ 安全な材料が使われているか

文献3）を参考に作成

118

1人で食べることを助ける

● 患者の動作を観察・分析する

　身体が不自由になった人に接する場合、なんとか本人が自分自身でできる方法がないか、自立支援をまず考えましょう。大切なのは、使う人の身体的な機能、つまり使う人の動作を観察し、分析し、どのような自助具が使えるかを判断することです。

　自分で食事をとることは大切な生活動作です。自分で食べたいものを食べたい順番で、時間がかかってもおいしく食べられることを助ける自助具を選びましょう。

1 スプーン・フォーク・箸・皿を選ぶ

　スプーンやフォークは、指・手の機能や、右手用・左手用、握りの構造と形状、口にあたる角度などによって選びます。

● グリップ部の形状を変えられるスプーンやフォーク

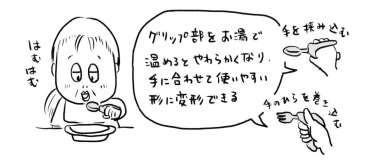

● クリップタイプの箸

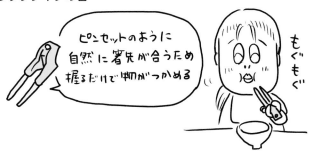

● 自助食器

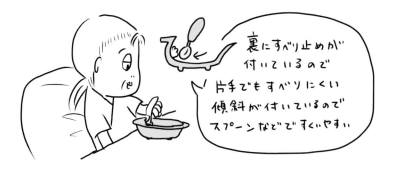

裏にすべり止めが
付いているので
片手でもすべりにくい
傾斜が付いているので
スプーンなどですくいやすい

3 誤嚥予防と口腔内ケア

・食事中は、直接介助を少なくし、誤嚥の観察をします。
・食後は、口腔内に食物残渣がないか、飲み込みができているかを確認します。
・食後の口腔内ケアも、患者自身でできるようサポートします。

● 歯ブラシの向きを使いやすい角度に調節できる自助具（レボグリップ®）

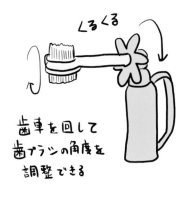

くるくる

歯車を回して
歯ブラシの角度を
調整できる

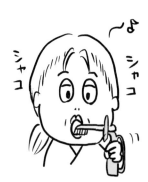

シャコ シャコ

　お茶などのさらさらしたものは飲み込みのスピードが速いので、ムセ込みやすいといわれています。特に、味噌汁、スープ、ラーメン、うどんなど、汁物系は危険がいっぱいです。器を持ってずずっといきたいところですが、これ、ムセ込み確率、高いです。麻痺があるとなおさらです。

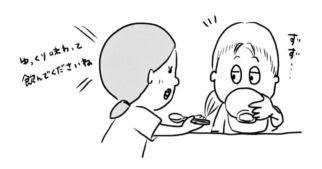

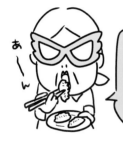

文献

1）岡田英志：福祉機器・選び方・使い方セミナー副読本（2019年版）自助具編―自助具の選び方，利用のための基礎知識. p.59，保健福祉広報協会，2019.
https://www.hcr.or.jp/cms/wp-content/uploads/howto_2019_3_3.pdf(2019年1月最終アクセス)

03

トイレに行きたい

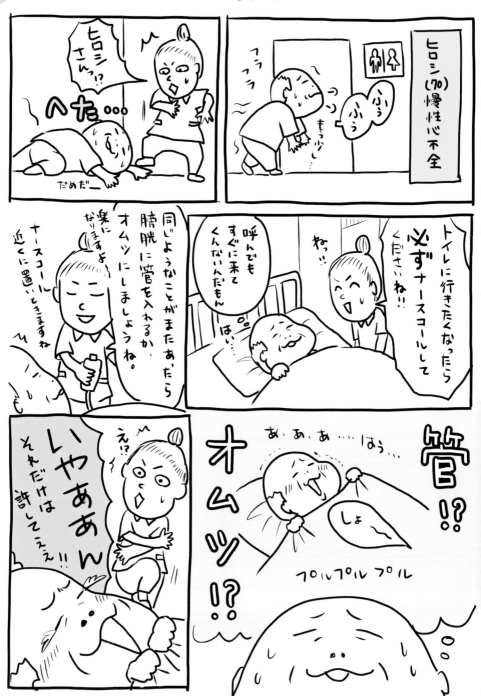

患者のミカタ

ただトイレに行きたいだけなのに、それさえできない身体になっちまったのか。ただでさえ最近トイレが近いのに…しかし、なんでそんなに管とかオムツをすすめるのかわからん！

看護のミカタ

入退院を繰り返しているのに、まだ心不全のことがわかっていないのかしら？ 労作時呼吸困難で転倒を繰り返さないために、トイレ歩行は控えてほしいだけなのに…

トイレに行ってはダメですか？

　膀胱内留置カテーテルが挿入された、慢性心不全で再入院して来た患者が、下腿にハルンバッグを装着して歩いていたことがありました。患者と家族にカテーテルをいつどこで入れたのか聞いてもはっきりとした答えがなく、情報を探ったところ、おそらく以前転院した病院で入れたのではないかと推測できました。患者は、歩行は可能で尿意を伝えることもでき、失禁したことはありません。

　確かに、慢性心不全で入退院を繰り返すと心機能が徐々に低下し、労作時の呼吸困難も頻発します。そのため、セルフケアが制限されていきます。しかし、だからといって本当にトイレに行ってはいけないのでしょうか？ カテーテルを入れなければいけないのでしょうか？

　尊厳あるケアが最も求められるのが、実は「排泄ケア」の場面です。もちろん、患者の病態によっては、ベッド上排泄やオムツの使用を余儀なくされることもあります。でも、心痛いですよね、そんな状況は。

　以前行った在宅療養中の要介護高齢者の排泄調査[1]によれば、尿意・便意がある患者は、トイレでの排泄自立が可能と訪問看護師は判断していました。患者に合った排泄ケアを真剣に考えてみましょう。

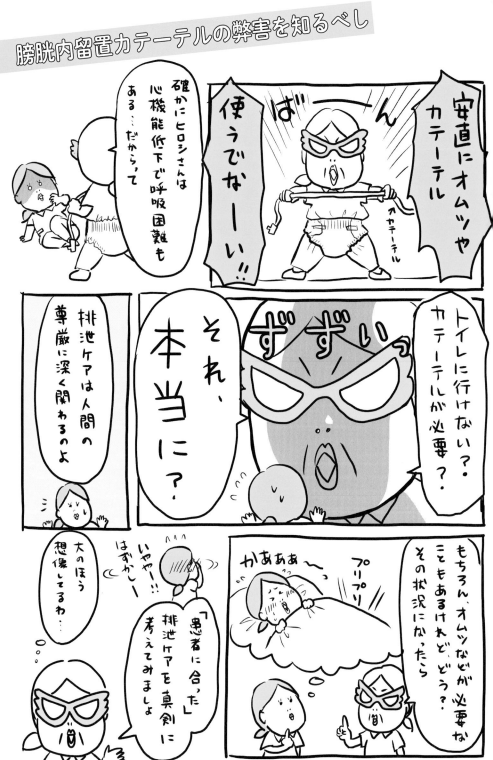

安直にオムツや
カテーテル

ば——ん

使うでなーい!!

確かにヒロシさんは
心機能低下で呼吸困難も
ある…だからって

カテーテル

トイレに行けない?・
カテーテルが必要?・

ず"ず"いっ

それ、
本当に?

排泄ケアは人間の
尊厳に深く関わるのよ

もちろん、オムツなどが必要な
こともあるけれど、どう?
その状況になったら

プリプリ

かあああ～

「患者に合った」
排泄ケアを真剣に
考えてみましょ

いやや!!
はずかし～

大のほう
想像してるわ…

歩行と排泄を助ける

① 歩行能力を見定める

　6分間歩行距離（6MD）、片脚立位時間、5m歩行時間を理学療法士とともに測定し、患者の歩行能力を確かめます[2]。

　下図のサルコペニア診断のアルゴリズム[3] は、高齢心不全患者のリハビリを判断する指標です。歩行リハを進めるうえで参考にしましょう。歩行速度と握力測定がポイントになります。

● サルコペニア診断のアルゴリズム（AWGS）

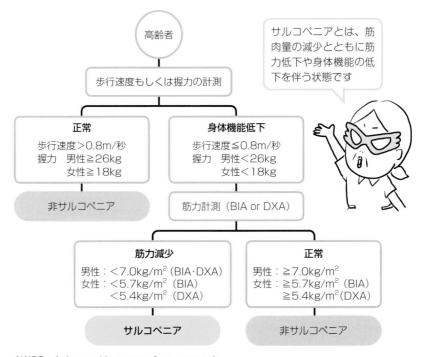

AWGS：Asian working group for sarcopenia
BIA：バイオインピーダンス法
DXA：2強度X線吸収測定法

〔Chen LK, Liu UK, Woo J, et al.: Sarcopenia in Asia: consensus report of the Asian Working Group for Sarcopenia. J Am Med Dir Assoc, 15(2): 95-101, 2014より一部改変〕

2 患者に合った歩行補助具を決める

　歩行能力に合わせた補助具を患者とともに選びます。車椅子、歩行器、杖が標準的な補助具ですが、脚力、姿勢バランスなどからトイレまでの歩行に耐えうるかどうかを判断します。

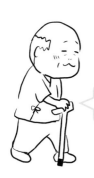

　歩行能力や姿勢バランスがある程度安定しているのであれば、歩行器ではなく歩行車の使用を試みましょう。

杖は最も取り入れやすい歩行補助具です

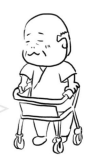

歩行器は、主に歩行練習などのリハビリや転倒リスクを避けるために使われます

3 患者の排泄機能を見極める

　排泄日誌を最低3日間記録し、排尿状況と排便状況を把握します。排尿は、**排尿チェック表**[4] を使用します。チェック表で○となった質問ごとの点数を縦に合計し、最後にマイナス分と合わせて計算することで、尿失禁のタイプを診断します。0より大きい値の場合が診断「あり」となります。

　心不全の場合は、労作時呼吸困難による機能性尿失禁の可能性が高くなります。症状によっては尿の排泄量が少なくなる「乏尿」や、逆に利尿剤による「夜間頻尿」、そして男性の場合は前立腺肥大による「溢流性尿失禁」も視野に入れましょう。

　排便は、便の状態を判別するブリストルスケールなどを使用して観察します。便秘は、心不全にかかわらず排泄ケアでは注意したい症状です。排便時のいきみや頻回な下痢症状によるト

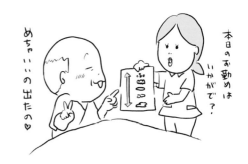

めちゃいいの出たの

本日のお勧めはいかがで？

イレへの往復は避けたいものです。スムーズな排便コントロールを維持するために、毎日の排便記録が大切です。

● 排尿チェック表（記入例）

	O/×	尿失禁のタイプ				尿排出障害
		腹圧性	切迫性	溢流性	機能性	
① 尿意を訴えない（尿意がわからない）	×		-1.3	0.8		
② 咳・くしゃみ・笑うなど腹圧時に尿がもれる	×	2.2				
③ 尿がだらだらと常にもれている	×			4.0		2.8
④ パンツをおろす、あるいはトイレに行くまでに我慢できずに尿がもれる	O		2.8			
⑤ 排尿の回数が多い（起床から就寝まで：8回以上または夜間：3回以上）	O		1.0			
⑥ いつもおなかに力をいれて排尿している	×			1.2		
⑦ 排尿途中で尿線がとぎれる	O					1.8
⑧ トイレ以外の場所で排尿をする	O				1.1	
⑨ 排泄用具またはトイレの使い方がわからない	O				2.7	
⑩ トイレまで歩くことができない	×			1.0	1.2	0.9
⑪ 準備に時間がかかったり、排泄器具をうまく使えない	×				2.2	
⑫ 尿失禁に関心がない、あるいは気づいていない	O				1.9	
⑬ 経腟的分娩の既往がある	×	1.3				
1～13の合計点		0	3.8 (2.8+1.0)	2.7	3.0 (1.1+1.9)	1.8
引き算分		-1.8	-2.1	-3.3	-1.6	-1.4
最終点		-1.8	**1.7**	-0.6	**1.4**	**0.4**

〔名古屋大学排泄情報センター，名古屋大学大学院医学研究科病態外科学講座泌尿器科学：快適な排泄をサポートする 排泄ケアマニュアル, p.9, 2003より〕

✤ 歩行能力と排泄アセスメントにより、カテーテルやオムツをしなくてもトイレに行ける方法は見出せます。

ポータブルトイレや安楽尿器を使用することも有効なように思えますが、患者は**トイレで排泄したい**のです。

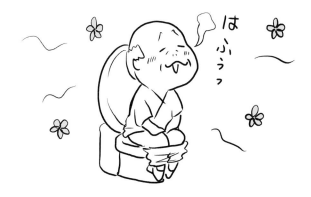

文献

1) 田中悠美, 渡邉順子：排泄障害のある在宅要介護高齢者に対する看護介入行動の実態と自然排泄移行の可能性に関する調査. 日本看護医療学会雑誌, 16(2): 29-39, 2014.
2) 内藤紘一, 松尾 泉, 宮﨑博子, ほか：入院高齢心不全患者の6分間歩行距離は転倒リスクの有無を推定する. 保健医療学雑誌, 8(2): 110-16, 2017.
3) Chen LK, Liu UK, Woo J, et al.: Sarcopenia in Asia: consensus report of the Asian Working Group for Sarcopenia.J Am Med Dir Assoc, 15(2): 95-101, 2014.
4) 名古屋大学排泄情報センター, 名古屋大学大学院医学研究科病態外科学講座泌尿器科学：快適な排泄をサポートする 排泄ケアマニュアル, p.9, 2003.
https://www.med.nagoya-u.ac.jp/haisetsu/haisetsu-care.pdf

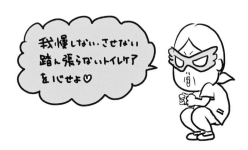

あなたはだれ？

なんて呼べばいいの？

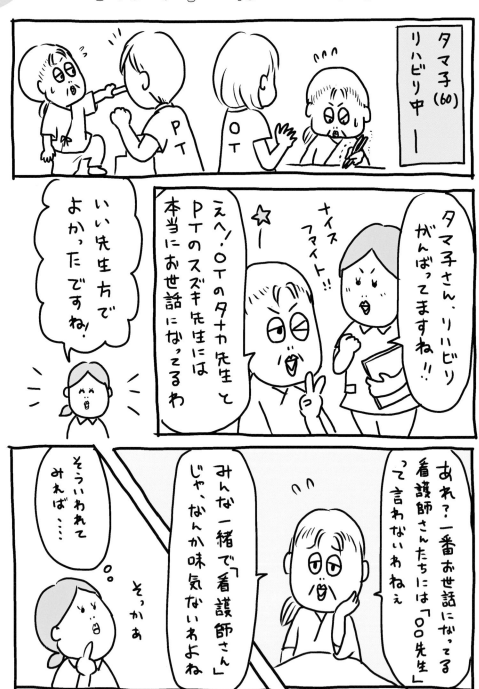

「先生」って、気軽にPTさん・OTさんや栄養士さんたちには言ってたけど、考えてみたらおかしな話よね？ どうして看護師さんには「先生」って言わないの？ そもそも看護師さんたちはなんて呼べばいいの？

うちら看護師も、医師やPTさん・OTさん、薬剤師さんや検査技師さんたちには、「先生」って言うてまうことがあるんやけど、看護師は誰からも「先生」って呼ばれたことはあらへんね。ま、どうでもええけど…なんか変？

「先生」と看護師

　今さら、「先生」と看護師の関係を論じることもないでしょうが、この「先生」という言葉、患者と医療者の関係性を表しているのかも知れません。

　通常、看護師が医療の場で「先生」と呼ぶのは、「医師」です。しかし患者は、医師はもちろんのこと、ＰＴやＯＴも、栄養士も、時には放射線技師やＭＳＷも皆、「先生」と呼びたくなることがあるようです。

　この場合の「先生」はどういう意味で使われているのでしょうか。おそらく、広辞苑にある「①先に生まれた人、②学徳の優れた人、自分が支持する人、また、その人に対する敬称、③学校の教師、④医師・弁護士など指導的立場にある人に対する敬称、⑤他人を、親しみまたはからかって呼ぶ称」[1]のうちの、④に当てはまるのではないでしょうか。

　看護師が「先生」と呼ばれないのは、①〜⑤のいずれにも当てはまらないと患者も看護師も認識しているからでしょう。しかし、看護師が糖尿病や高血圧など慢性疾患の患者に対して「患者指導」や「患者教育」「生活指導」を行うのは日常茶飯事です。特に最近では、入院と同時に「退院調整」が行われることも多く、「退院指導」は必須業務です。ではなぜ、看護師は「先生」と呼ばれないのでしょうか？

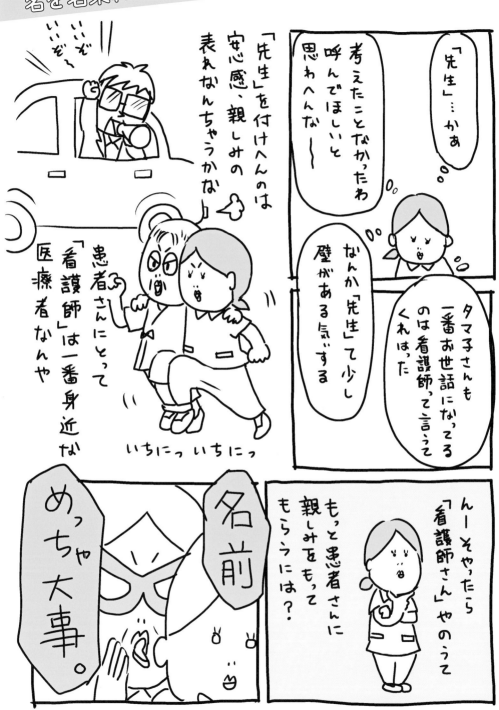

名を名乗れ〜！

「先生」…かぁ

考えたことなかったわ

呼んでほしいと思わへんな〜

「先生」を付けへんのは安心感、親しみの表れなんちゃうかな

いいぞ、いいぞ〜

患者さんにとって「看護師」は一番身近な医療者なんや

いちにっ いちにっ

なんか「先生」で少し壁がある気ずる

タマ子さんも一番お世話になってるのは看護師、って言うてくれはった

んーそやったら「看護師さん」やのうて

もっと患者さんに親しみをもってもらうには？

名前

めっちゃ大事。

132

まずは自己紹介！

　看護師は患者の名前を何度も確認するのに、**患者が看護師の名前を知らないのは不自然**です。今、処置をしている看護師の誰かが限定されないと、医療事故につながる可能性もあります。

　例えば、点滴の追加や薬剤の時間注入、あるいは内服薬が変更になったなどの場面では、いつ、誰（どの看護師）が行ったかが重要になります。医師の回診・処置などの際にも、担当する医師が変わっていたり、いつもと違う看護師だったりすると、患者は一瞬、不安になります。命に関わるさまざまな「言動に責任をもつ」ための第一歩は、初対面の際に「名乗る」ことです。

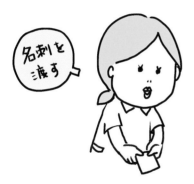

・初対面の患者には**名刺を渡す**などして簡潔な自己紹介を行い、あなたの名前を憶えてもらいましょう。

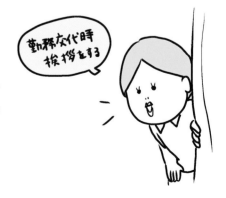

・勤務の交代時には、**必ず挨拶**をして、担当する看護師（私）の名前を伝えましょう。

看護師は意外に認識されています

　看護師の名前を知らない反面、患者は意外に1人ひとりの病棟看護師の特徴を把握していて、患者間で情報共有していることも知っておきましょう。これも病棟内のコミュニケーションの1つですよね。

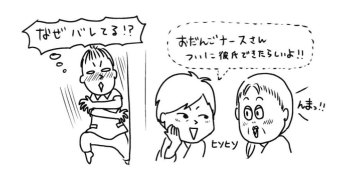

「先生」と呼ばないで

　「先生」と呼ばれて抵抗のある専門職も実は多いはずです。お互いに「名前（姓）」で呼び合う関係性のほうが、患者も看護師もコミュニケーションは良好になります。

　看護師は、いたずらに誰にでも「先生」と呼ばないよう意識しましょう。ＯＴのタナカさん、ＰＴのスズキさん、栄養士のコンドウさん…このほうがずっと自然な呼び方だと思いませんか？

　医師や教員間でも、不思議に「先生」を付けて呼び合いますが、これも不思議な慣習です。しかも患者に対して話す時も、医師などに「先生」を付けることがよくあります。一般社会では、職位が上であっても外部の人と話す時は同僚の名前は呼び捨てが常識のはずです。

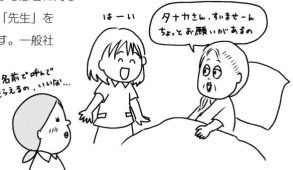

名前を名乗るのは人間関係の基本です

　患者は看護師に声を掛ける時、「看護師さん」と言います。これは日本独特の呼び方のようです。欧米をはじめ諸外国では、必ず苗字（姓）で呼び合い、たとえ初対面でもファーストネーム（名）で呼び合ったりすることが自然です。

　日本人は自身の名前を伝えることが苦手なのかもしれません。ただし、役職が付くと、「師長のタナカです」などと言いやすくなる傾向があるのが不思議です。

　名前を名乗ることは、**人間関係を築く基本**。挨拶の際には必ず自分の名前を伝えましょう。不明瞭な「先生」や「看護師さん」でごまかさず、個人を尊重できる「名前」で呼び合う習慣を身に付けたいものです。

文献
1）新村 出（編）：広辞苑 第七版. 岩波書店, 2018.

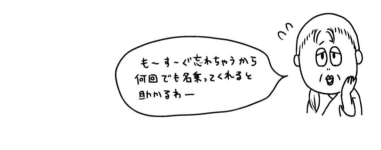

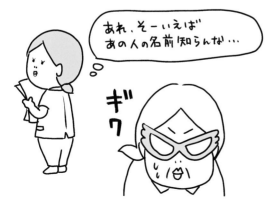

02

パソコン見ないで、私を見て

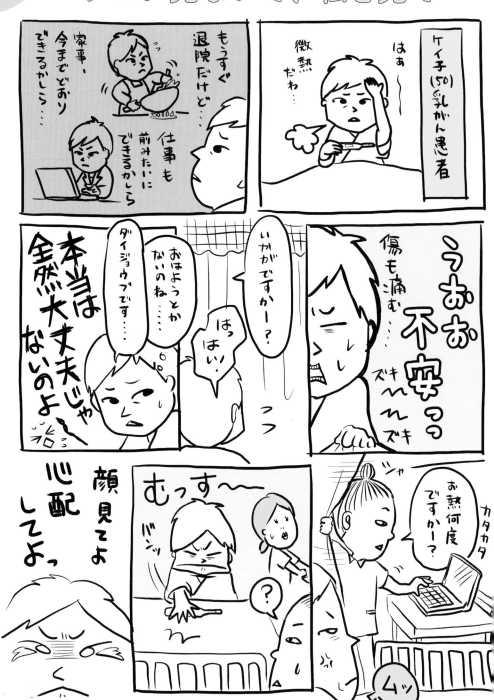

患者のミカタ

熱なんか大したことない！ パソコンを見てばっかりで私の顔も見ようとしない。まったく私の心配なんてしてくれてないのね…

看護のミカタ

いつものように体温測定に伺っただけなのに。なんでこんなに不機嫌なんだろう？ そういえばケイ子さん、もうすぐ退院できるのに最近いつもイライラしているような…

患者、見てますか？

　電子カルテの弊害とは言い切れませんが、患者の顔を見ないで会話する看護師が増えたのは悲しい現実です。病室にパソコンを持ち込むの、必要ですか？ **パソコンを見ながら患者と話をするのは、礼儀としてもとても失礼な態度**です。また、ほかの患者や家族が個人情報を見てしまう可能性も大いにあります。

　まずアイコンタクトをとり、「おはようございます」「よく眠れましたか？」と患者によく聞き取れる言葉でする挨拶や声掛けは、大切なコミュニケーションの第一歩です。ほんの些細な看護師の姿勢・態度が、実は、その後の信頼関係に大きく響くことを心に留めましょう。看護師の一挙手一投足を患者は見ています。**患者と向き合う姿勢が、看護の質を評価する**といっても言い過ぎではありません。

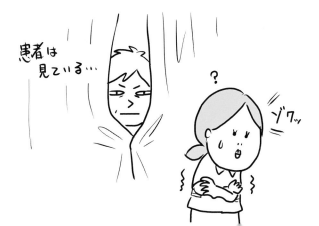

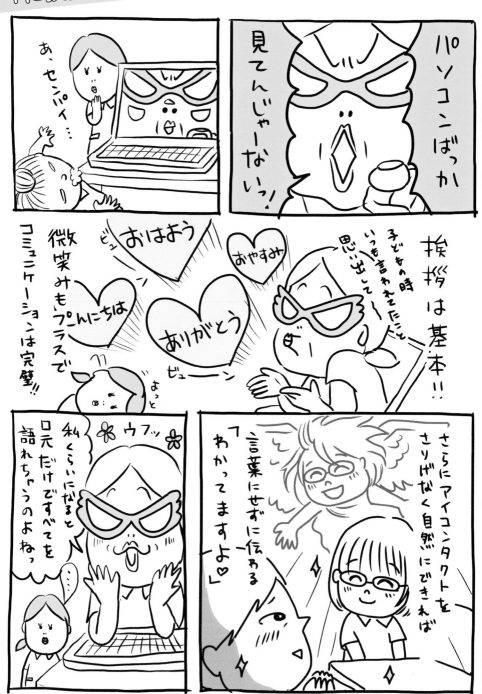

あ、センパイ…

パソコンばっか見てんじゃーない！！

挨拶は基本!!
子どもの時いつも言われたこと思い出して—

微笑みもプラスで
コミュニケーションは完璧!!

ビューーン
おはよう
こんにちは
ありがとう
おやすみ

よっと

さらにアイコンタクトをさりげなく自然にできれば
言葉にせずに伝わる「わかってますよ♡」

ウフッ
私くらいになると口元だけですべてを語れちゃうのよねっ

目は口よりも鋭く会話する

　人と話す時、身振り、手振り、声のトーン、表情、そして「目の動き」が、相手に与える印象を決定づけます。これがノンバーバル（非言語的）コミュニケーションです。

　興味を惹かれる異性をつい見つめてしまったり、生理的に嫌いなものや大嫌いなものを睨みつけたり、逆に、目を背けたりします。その人の心の動きがわかる「目の動き」は、次のような心理状態を示しているといえます。

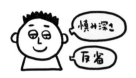

●視線を下げる
女性なら慎み深さを示し、子どもなら悪いことを反省している。

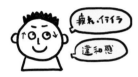

●目で円を描く
疲れ、気が立っている、なんとなく違和感がある。

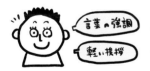

●一瞬、目を見開く
言葉の強調、親しい人の間での軽い挨拶、無言のコミュニケーションをしている。

●横目
嘘をついている、欲が出ている、何かに服従している。

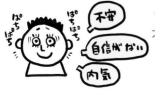

●過度のまばたき
不安、自信のなさ、内気さを示している。

アイコンタクト セルフ・トレーニング

1 GはNG

　ジロリ、ジロジロ、ジッと見るのはNGです。ガン（眼）をつけては
いけません。アイコンタクトは、今から話をしましょうのGoサイン。
「私はあなたの話を聞く準備ができていますよ」という気持ちを相手に
伝えるのです。目を合わせるのが苦手ならば少し目線を下げて、相手の
鼻から口のあたりを見るとよいでしょう。ただし、顔全体からは視線を
外さないように気を付けてください。

2 会話中は適度に目線を外す

　見つめられるのも度が過ぎると不快感や緊張感が増し、不信感につな
がります。恋人同士のように見つめ合うことが大切な時もありますが、
それは相手と場所によります。
　適度に目線を外すと、リラックスして会話を進めることができます。
目線を外すタイミングは、聞く場合はうなずく時、話す場合は会話に
"間"を持たせる時がベストです。鏡を見ながらトレーニングしてみま
しょう。

3 相手を見るのは1〜2秒で十分

　"相手の目を見る"のは、相手に緊張感を与え、
"相手の感情を動かす"行為につながり、相手
に強い印象を与えます。何か強調して伝えたい
こと、あるいはより知りたいことがある場合は、
1〜2秒見つめるだけで十分伝わります。その
数秒の間に、あなたが考えていることが、目の
表情だけで相手に伝わることもあります。

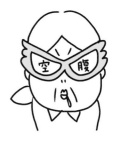

4 好きな人やものをイメージして

　"目は心の窓"といわれるように、目はあなたの心そのものを映します。
目の表情をやさしくするためには、大好きな人をイメージして相手を見

てみてください。愛情をもった目線
を "エンジェル・アイ" といい、マ
ザー・テレサの慈愛に満ちたまなざ
しがまさにそれです。

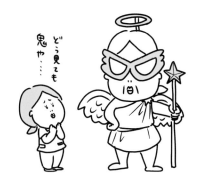

5 穏やかな気持ちで集中して

　人が一番リラックスする顔は、笑顔です。少し微笑みかけて、やわら
かい雰囲気を出せば、相手にも安心感を与えます。笑っていても目
（心）が死んでいては無意味です。相手をリラックスさせるためには、
心も穏やかである必要があります。余裕をもって接する気持ちが大切で
す。

　心がトゲトゲしい時は、意識してゆっくり深呼吸をしましょう。

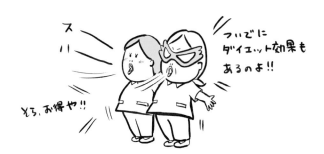

6 自然にさりげなく

　アイコンタクトを不自然にコントロールすると、コミュニケーション
がぎこちなくなります。いつも、患者と看護師（自分）の会話を俯瞰で
きると、どのようにアイコンタクトしているかがイメージでき、改良に
つながります。より自然にさりげなく、アイコンタクトができるように
なると、日本人だけでなく諸外国の人とのノンバーバルコミュニケー
ションが楽しくなります。

03

やさしく叱って

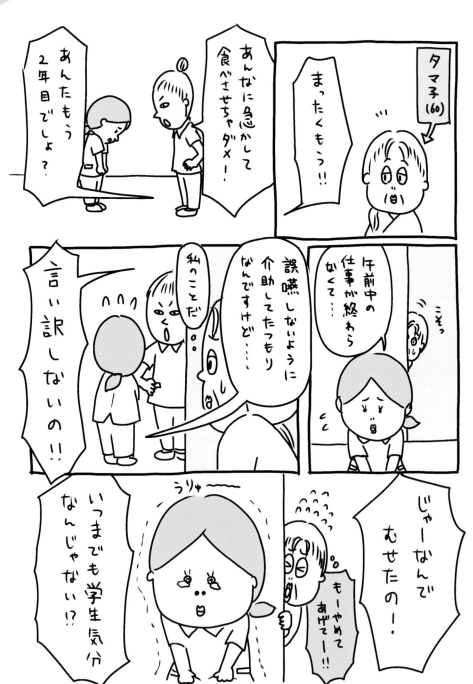

── 患者のミカタ ──

あの新米ちゃん、ちゃんと食べさせてくれていたわよ。ただ、ちょっとスピードが速かっただけ。まだこれからの若い看護師にあんな言い方しなくても、それに廊下で大きな声はひどい、かわいそうよ！ 新米ちゃん、大丈夫かな…

── 看護のミカタ ──

なかなか仕事はうまいことこなせへんし、食事介助ひとつまともにできひん。せやけど、毎回、ああやって大声で叱られると、患者さんにも見られるし、ホント、正直ココロ折れてまう。やっぱしうちは看護師に向いてへんのかも。

看護師は感情労働者

　看護師不足はいったい、いつになったら解消するのでしょうか？ これは看護師という職業が生まれた頃からの永遠の課題であり、日本に限らず世界的にもその傾向は同じです。なぜか？ それは、看護が**「人と人との関係性」で成り立っている職業**だからでしょう。実に奥深い理由です。

　この「人と人との関係性」、つまり「人間関係」の難しさが看護師の離職に直結しているとすれば重大問題です。人間特有の感情をコントロールせざるを得ない**看護師は、感情労働者**なのです。

　「感情労働」とは、米国の社会学者A.R.ホックシールドが提唱した概念で、感情が労働の対価とみなされることを意味します。肉体労働、頭脳労働と同じように感情労働によって対価を得るのが看護師の仕事といっても過言ではないでしょう。新米看護師と先輩看護師、そして患者に対して、看護師は感情労働を無意識に強いられているのです。

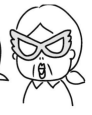

看護師が人間関係で
戸惑うのは日常茶飯事。
向き不向きは関係ない！

それを判断するのは誰？

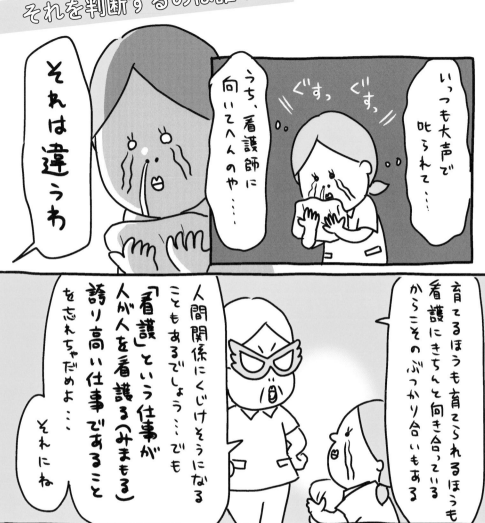

それは違うわ

うち、看護師に向いてへんのや…

ぐす、ぐす、

いっても大声で叱られて…

育てるほうも育てられるほうも看護にきちんと向き合っているからこそのぶつかり合いもある

人間関係にくじけそうになることもあるでしょう…でも「看護」という仕事が人が人を看護る(みまもる)誇り高い仕事であることを忘れちゃだめよ…

それにね

あなたが看護師に向いてるかどうか

判断するのは誰かしら？

お〜

いっつ

ひょこひょこ

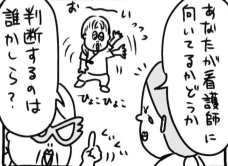

私のせいでしかられちゃってごめんね!!

よくやってくれてるよ〜

タマ子さん…

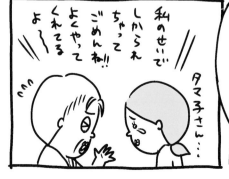

144

新人看護師の育て方と育てられ方

　離職した新人看護職員は、看護職への復職を希望しない者が多いという残念な報告があります[1]。その早期離職の理由は、「仕事がうまくできず自信を失った」よりも「肉体的・精神的健康を損ねた」や「人間関係がよくなかった」が上位に挙がり、新人看護師と先輩看護師との関係性の悪化を経て、心身のバランスが崩れてしまうことが原因と考えられています。

　新人看護師と先輩看護師との関係性の悪化を防ぐために、先輩と新人それぞれが下記の4項目を重点的に意識することが必要です。

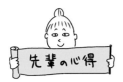

先輩の心得

- 先輩は、**新人を尊重（リスペクト）した態度**で指導します。
- 先輩は、新人と一緒にどうしたらよいのか考えます。
- 先輩は、新人に認めていることを伝え、励まし、新人の自立を支援します。
- 先輩は、新人との関わりや指導上で困難や問題と感じた場合は、教育担当者や部署管理者へ相談、助言を求めます。

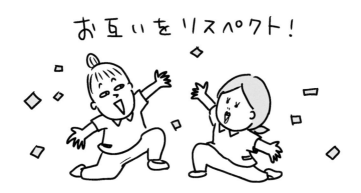

お互いをリスペクト！

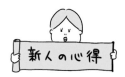

- 新人は、**先輩の教育指導について尊重（リスペクト）した態度**で感謝の気持ちを言語化する習慣をつけます。
- 新人は、まず先輩の意見を聞き、自分の考えを伝えます。
- 新人は、できないこと、わからないことを放置せず、先輩に報告・連絡・相談（ホウレンソウ）を必ず毎日行います。
- 新人は、先輩との関わりの中で、困難や問題と感じた場合は、教育担当者や部署管理者へ相談、助言を求め、3人で解決します。

叱り方の3原則

　できれば新人を叱りたくない、でもどうしても叱らなければならない場面はあります。新人自身が尊重されていないと感じる感情的な叱り方は新人を萎縮させるだけ。新人が納得できる叱り方を忘れてはいけません。

① 無関係な他者の前や公然とは叱らない！

　特に、患者の前では決して叱らないこと。ダメな看護師の烙印を押された感が強く、立ち直れません。ただし緊急度が高く、生命の危険がある場合は、公然と叱ることを優先することもあります（危険回避）。その場合は事後に納得できる説明とフォローを忘れないようにしましょう。

② 即時に場を改めて叱る

　時間が経ってからでは効果なし。また、他者に叱ってもらうのも意味がありません。

③ 「モノ」または「コト」を主語にして叱ると、責められ感が弱まる。

　例えば「道具の使い方が間違っている」「手順が違う」など。逆に「あなたはまったく何も考えていない（全否定）」「私が言うことは正しい（押しつけ）」などはNG。

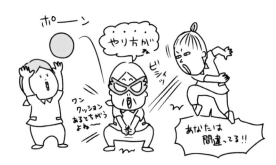

それでも挫けそうになったら…

　あなたが育てる側であっても、育てられる側であっても、人間関係で挫けそうになることはあるでしょう。それはあなたが看護にきちんと向き合っている証拠。「自分は看護師に向いていない」などと下を向く必要はありません。

- 専門家であるプロのカウンセラーに相談しましょう。身近な同僚、家族、友人よりもより客観的に傾聴してくれるので、状況を整理しやすくなります。
- 精神的につらくなった時は、肉体的な活動量を増やすことが効果的です。軽めの散歩などの有酸素運動から、少しずつ軽い筋トレを加えていきましょう。習慣化し、短時間でも継続することが大事です。また、ショッピングなどで気分転換をするのもいいでしょう。
- 短文日誌をつけましょう。日記帳でなくても、手帳の隅に1、2行書き留めます。文字にすると比較的冷静になれます。
- 5年後、10年後の自分の姿をイメージしましょう。どこで、どんなことをしているのか、したいのか。セルフ・イメージトレーニングは気分が高揚し、活力が増します。

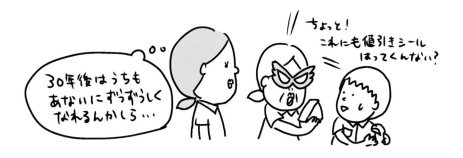

文献

1) 柏田三千代：新人看護職員の早期離職理由―心理的プロセスの検討. 国際情報研究, 15：46-54, 2018.

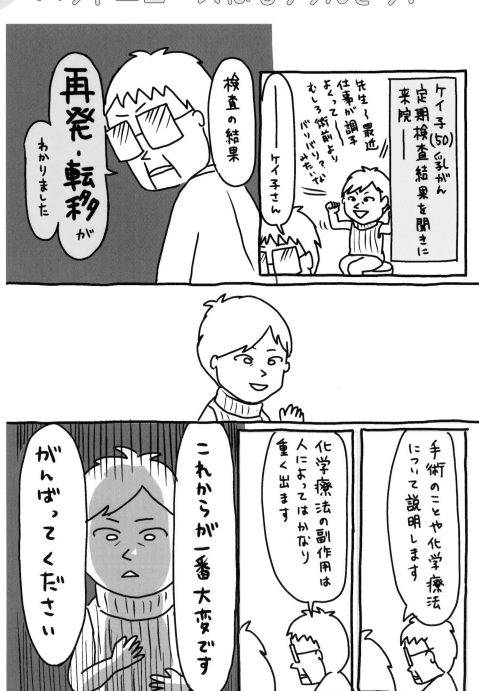

患者のミカタ

ああ～絶望。お先真っ暗ってこういうことね。どうして副作用とか聞きたくもないことを矢継ぎ早に説明したがるのよ。結局は日常茶飯事、他人事なのね。バッドニュースばかりで、もううんざり…

看護のミカタ

乳がんの再発は、今まで以上にがんばって治療してもらわな、まだ若いしこれからが大変やで。そやさかい検査結果や化学療法の副作用については、しつこいくらい説明しとかな…。せやけどショックなのもわかるな…

がんの再発を受け止める

　がんの再発告知は、初めてがんと告知された時の衝撃より、想像を絶する強さで患者を襲います。患者には死に対する大きな恐怖と、生き続けたい希望が錯綜します。看護師は、患者の絶望に踏み込み、肌で感じ取る感性を鍛えておかなければなりません。

　再発を知らされた時、患者には医師や看護師からの**説明は聞こえていない**と思ったほうがよさそうです。あるがん患者は、医師からの説明を聞く時に、医師の了解を得て録音していました。その後の病状変化に不信感をもったその患者が、改めて録音を聞き返したところ、医師が丁寧にわかりやすく説明していたことを知り、その時何も聞こえていなかったことに愕然としたそうです。人は関心がないことだけでなく、「これ以上は危険、聞きたくない」と察したことには、無意識に耳をふさいでしまうものなのかもしれません。

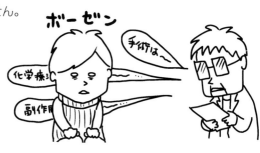

何て声を掛けたらいい？

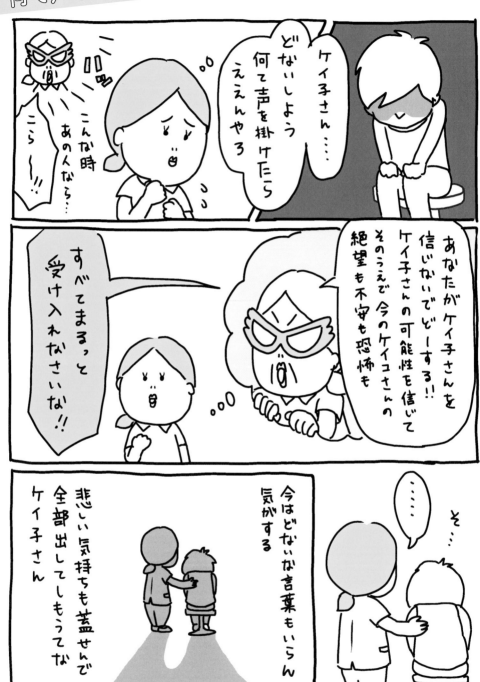

150

今までのがんばりを評価する

　たとえそれがすぐに伝えるべき重要事項であったとしても、バッドニュースを矢継ぎ早に伝えることは避けるべきです。まずは、患者の今までのがんばりを評価しましょう。

　がんの再発など望ましくない事実に直面した時、患者も看護師も悪いことには目が向きやすいのですが、良いところはなかなか見えないのが現実です。だからこそ、看護師は患者の良いところを見極め、評価する技術を駆使してほしいのです。

　相手を認めることが評価です。悪いことより良いことを評価する／褒めるのです。褒められると人は嬉しく元気になります。褒められた時の良い気分は、人間関係を円滑にし、面倒なことや嫌なことでもがんばれてしまう原動力になります。

　看護師は患者の衝撃と混乱を和らげる対応技術を積極的に取り入れながら、試行錯誤していくしかありません。

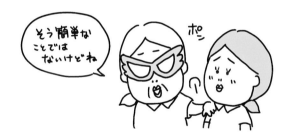

褒められる、期待されることで前向きになれる

　心理学に「ピグマリオン効果」という言葉があります。これは、「人は期待されると、期待された通りの成果を出す傾向がある」という心理効果のことです。褒めることで相手に自信とやる気を与え、高い成果を上げるメリットが期待できるのです。

　反対に、「ゴーレム効果」とは、「期待されない人は、期待される人に比べて良い成果は出せない」という心理効果です。つまり、人は他人から期待されると、期待以上に力を発揮しようとするのです。

バッドニュースだけでなく、その人にとってのグッドニュースをより多く伝えると、期待に応えるよう意欲的になれます。気は心、その人がもっている**がん再発の困難に立ち向かう力**を引き出しましょう。

ケイ子さんへの褒めケア

❶ 「褒める」といっても、ただ「がんばっていますね」だけでは相手の心に響きません。できるだけ具体的に良い行動や状況を褒めることで、モチベーションが高まり、ポジティブな姿勢をサポートできます。ケイ子さんの「良い行動・状況」を考えてみましょう。

・定期検診に一度も休まず受診できています。だから、再発が早期発見できました。

・医師に毎回、質問ができており、理解できるまで説明を求めています。この気持ちや姿勢があれば、痛みのコントロールもできそうです。

・仕事が多忙であっても、以前のように毎晩深夜まで仕事をするなどの無茶はしていません。体調と相談しながら生活を調整することができているのだから、今後も治療と仕事を両立できるでしょう。

❷ PNPを駆使した会話で進めます。会話の初めはポジティブ（P）に、次にネガティブ（N）なことを伝えて、最後にまたポジティブ（P）にまとめると、バッドニュースの伝わり方は緩衝されます。

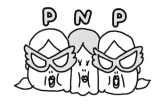

❸ 質問形式や、第三者の褒め言葉を活かすのも効果的です。例えば、「入院中はいつも、同室の高齢患者さんをやさしく手伝ってくださって看護師が助かったって言ってましたよ。ケイ子さんは、どなたにもやさしいんですね？」などと伝えれば、褒め言葉に説得力が増し、相手も悪い気はしないものです。また質問をすることは、コミュニケーションを活発にさせ、お互いの関係性を良くするのに効果的です。

4 笑顔をつくりましょう。言語的なコミュニケーションより非言語的な
表情などによるコミュニケーションのほうが、人間関係には有効とさ
れています。

人の表情の中でも笑顔は、コミュニケーション・ツールとして強力な
武器になります。笑顔には、免疫力促進、自律神経活動亢進、がん抑
制細胞(NK細胞)の活性化などに効果的であることが科学的に検証
されています。

笑顔の感染力は絶大で、看護師がにっこりすれば、患者も微笑みます。
看護師自身も患者も努力して「笑顔」をつくり、信頼関係を高め、一
緒に病気に立ち向かいましょう。

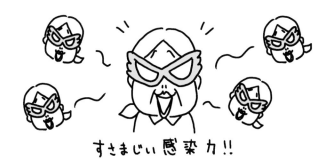

すさまじい感染力!!

がん再発のケアポイント

- がんの再発治療の目標は、がんの根治よりも進行を抑え、症状緩和が
中心になります。そのため、**治療の選択を急かしたり、焦らせないこ
と**です。看護師は、患者自身が納得するまでじっくり時間をかけて向
き合います。

- 痛みが出てきたら、治療に専念できるよう、その患者に合った疼痛緩
和を試みましょう。がんの痛みは、ほとんどが取り除けることを丁寧
に説明しておきますが、痛みの原因は腫瘍そのものからくる痛みだけ
でなく、神経障害性疼痛など複雑であることも看護師自身が理解して
おく必要があります。

- 痛みの感じ方は、人それぞれです。自分の痛みに一緒に向き合ってく
れる人がいるだけで、痛みが和らぐこともあります。躊躇することな

く、看護師に自分のつらさを伝えられる関係性が痛みの感じ方を左右することがあるのです。一方で看護師は、患者の本当の痛みは知りえないことを心にとめておくべきです。

- 患者の生活の質（QOL）を維持するためには、痛み以外の心身の不調について些細なことでも看護師に伝えられることが大切です。心身の不調をいつでも伝えられる、聞いてもらえる場を確保しましょう。必要に応じて相談窓口や患者会などを紹介します。

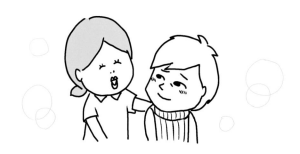

「がんが再発してしまったのは自分のせい」と自分を責める患者は少なくありません。『もしも、がんが再発したら』[1] には、患者に向けた次のようなメッセージが書かれています。

　あなたが何かをしたから、もしくはしなかったから、治療が失敗したわけではありません。がんが再発する人と再発しない人がいる理由はまだわかっていません。このことを心にとめながら、次のことを心がけてみてください。
- あなたの時間とエネルギーをかけたいと思うことに集中する
- やり直すことではなく、今できることを考える
- 今までの人生を後悔しない、責めない
（文章一部抜粋）

文献

1）国立がん研究センターがん対策情報センター（編著）：もしも，がんが再発したら—[患者必携] 本人と家族に伝えたいこと．p.81，英治出版，2012.

帰りたい、帰れない

徘徊ではありません

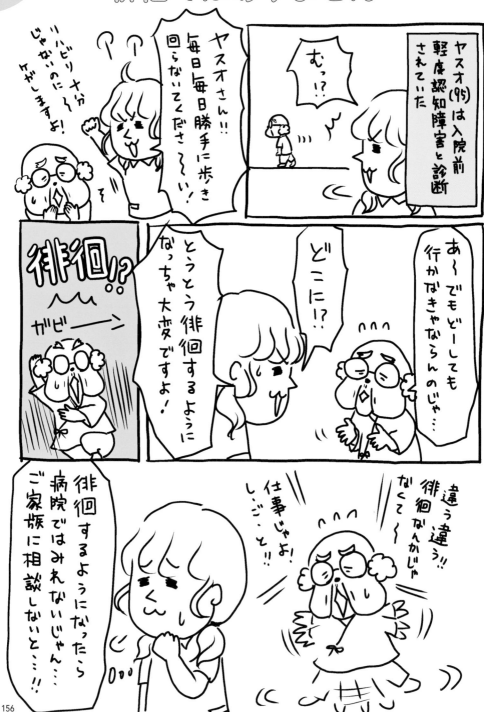

患者のミカタ

何が徘徊じゃ！ 公務員歴40年、決まった時間に出勤しなきゃならんんだけだ。歩き回ると、すぐにボケ老人扱いする！ まったく嘆かわしいのぅ…

看護のミカタ

ＭＣＩ（軽度認知障害）だから、認知症になる確率は年齢的にも高いし、やっぱりとうとう来たかって感じよね。でも、常に目が離せなくなってきたら、病院ではもう限界よ。施設に戻ったほうが本人の安全のためにもいいし、ご家族も安心よね。

徘徊が意味すること

　いつ頃から、認知症の人が歩き回ることを「徘徊」と呼ぶようになったのでしょう？ 2004年、それまでの「痴呆」という呼称から「認知症」に変更されて以来、「徘徊」という言葉が広まったように思います。

　「徘」はさまよう・ぶらぶら歩く、「徊」もさまよう・行きつ戻りつすることを意味していることから、認知症の人が目的なくさまようような行動に対して「徘徊」という言葉が使われ始めました。

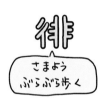

　ところが、2018年頃から認知症の当事者たちが、「目的なく歩いてはいない、私たちには理由がある」「ただ、その目的や場所の記憶を思い出せないだけ」といった声を上げ始めました。そして，認知症患者の人権尊重を求める動きが加速し、「徘徊」を「ひとり歩き」と言い換える動きが広がっています。

　しかし、認知症の行方不明者は増加傾向にあり、「徘徊」は事故につながりかねない急を要する言葉として定着しているため、「ひとり歩き」への言い換えに抵抗のある自治体は少なくないようです。

歩く理由を教えてください

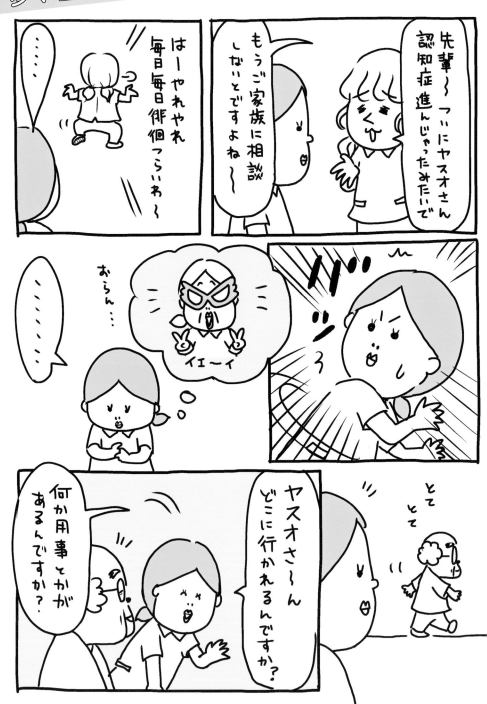

158

ヤスオさんのためにできること

　ヤスオさんは、MCIと診断されています。MCIは認知症の発症前期とされ、進行すると認知症中期、末期へと進みます。徘徊などのいわゆる問題行動は、MCIの症状が進行する過程で現れることも多いため、看護師は「ついに認知症へと進んでしまった」と考えたのでしょう。

　でも、本当にヤスオさんは意味もなく歩き回っているのでしょうか？「認知症だからしかたがない」と決めつける前に、ヤスオさんに穏やかな生活を送ってもらうためにできるケアを考えてみましょう。

❶ どこへ行くのか、なぜ行きたいのかを尋ねる

　まず、どこへ行きたいのか教えてもらいましょう。そして、なぜそこに行きたいのかを尋ねましょう。

　そこにはヤスオさんなりの理由があるはずです。行き先を尋ねて「会社へ行く」と答えるようであれば、過去の仕事の責任感から何かやり残したことを思い出したのかもしれません。尋ねても明快な答えはないかもしれませんが、**看護師の"聴いてくれる姿勢"**がヤスオさんにも伝われば、きっと落ち着いて話をしてくれるでしょう。話すことで本人の不安が軽くなれば、症状が改善される可能性はあります。

❷ 感情的に接しない／怒らない

　毎日毎日、徘徊が続くと、つい「いい加減にして！」と怒鳴りたくなりますが、そこはグッとこらえましょう。

　本人は怒られたことは忘れてしまうかもしれません。しかし、その時に感じた恐怖や嫌な気持ちは記憶されるといわれます。その記憶が「ここ（病院）は嫌な場所、怖いところ」という認識につながり、今度は「自宅に戻りたい」と徘徊をするおそれがあります。

❸ 気を紛らわせる

　いつも徘徊し始める時間を見計らって、あるいはすでに徘徊し始めているところに遭遇したら、ほかのことをすすめて気を紛らわせましょう。

例えば、「仕事へ行く」と言って外に出ようとした時には「仕事へ行く前にトイレに行きませんか？」とトイレに誘導したり、「カバンを忘れてはいませんか？」と自室に戻って確認してもらったりしてみましょう。そのうち、どこかへ行こうとしていたことを忘れてしまえば、徘徊することはないでしょう。

4 リハビリと役割

リハビリの一環として、院内散歩を増やして日中の運動量を少しずつ増やしましょう。身体を動かすことは脳によい刺激を与えるだけでなく、ほどよく身体を疲れさせることでぐっすり眠れるようになり、夜間の徘徊予防にもなります。

また、運動を兼ねた役割を担ってもらうのも一案です。例えばヤスオさんの場合、1日に1回、病棟の車椅子の数を数えて報告してもらうなど、かつて仕事で任されていたような作業をお願いするのも効果的です。病棟内で役に立つことは**「自分が必要とされている」という認識**につながり、外へ出るという行動は抑えられるでしょう。

5 一緒に歩いてみる

「一緒に歩いていいですか」と尋ねて、歩いてみましょう。そのまま歩いてもらうと、ご本人はやりたいように行動ができ、気持ちが落ち着いてきます。

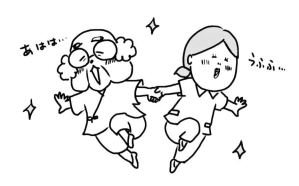

6 院内での連絡・通報体制をとる

看護師は、四六時中、ヤスオさんを見守ることはできません。そのため、万が一離院しないように対策を講じておく必要があります。他病棟や外来、守衛室などに徘徊の事実と身長や髪形などの身体的特徴を伝え、必要な情報を共有しておくことが重要です。見かけたら連絡をくれるように頼んでおきましょう。

ヤスオさんの衣類や履物には、他人が見てもわかりやすいように、必ず記名しておきます。

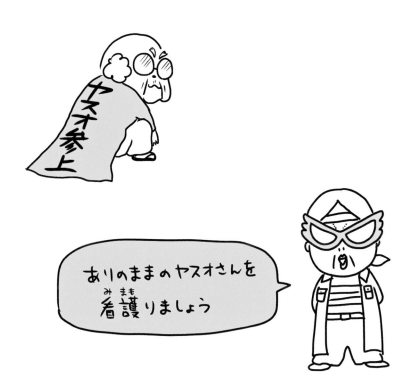

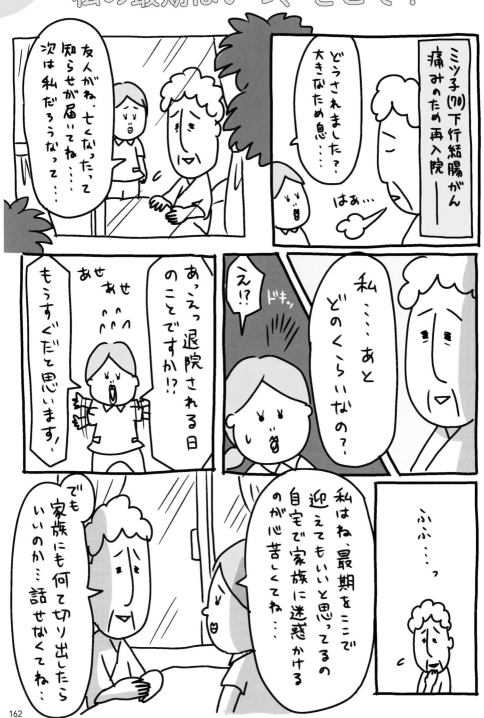

患者のミカタ

手術して、ストーマを造って、痛くてまた入院して、家と病院とを行ったり来たりするの、もう疲れたわ。幼なじみも自宅で亡くなりたいって言ってたけど、結局、最後は病院だったのよね。でもそれって、不幸なことなの？ 病院でよかったんじゃないの。これ以上、家族にまで気を遣って生きるのはしんどいわ…

看護のミカタ

経験も浅いし、なんて話を続けたらええかわからへんし、切ないなぁ。先輩に聞くのもどないして聞けばええのやら…究極の看護やで。きっと、ご本人だけやのうてご家族もしんどいやろなぁ。

私はこれからどうしたらいいの？

　これ以上の治療が難しくなり、自分の「最期の迎え方」について考え始めたミツ子さん。その思いは複雑で、揺れ動いて、一言ではとても言い表せません。ミツ子さんの心の声にもう少し、耳を傾けてみましょう。

　これ以上、家族や友人に迷惑はかけられない。このまま病院で終わるのも悪くないし、かえって気は楽かも。でも、家族や友人からやたらと「家に帰りたいんでしょ」とか、「帰れるうちに帰ったほうがいいわよ」とか、思いやるかのように言われ続けるのもしんどい。
病院にい続けるのは迷惑なんだろうな。がんなんて見つからなければ、そのまま「老衰」とか「寿命」で済んだのかも。
治療の余地がない患者は病院にはいられないことは十分承知している。結局、家族がいいと思うように決めてもらうしかないのかな。

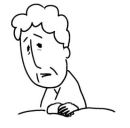

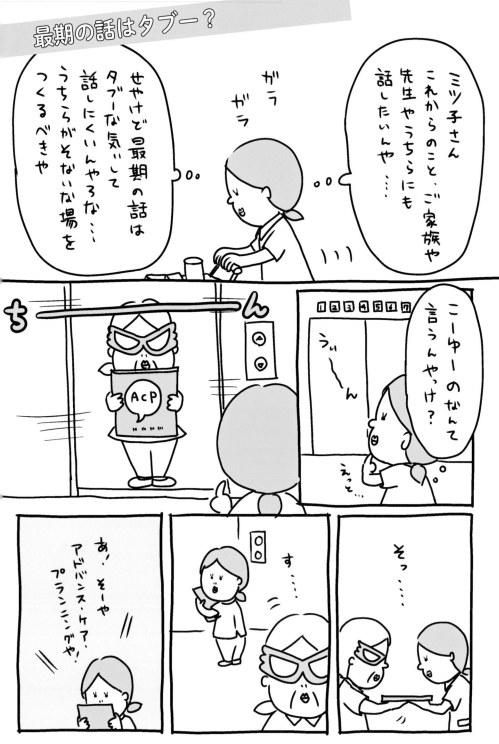

164

話し合うことで望む治療とケアが受けやすくなる

　ミツ子さんのように、自分の最期をどこでどのように迎えるかに思い悩む患者は少なくありません。しかし現実的には、多くの方が釈然としないまま最期を迎えているのでしょう。看護師は、**人として最期に向き合うことを誠実に考えていく**必要があります。

　2018年に「人生の最終段階における医療体制整備事業（神戸大学）」の取り組みの1つとして、冊子「これからの治療・ケアに関する話し合いーアドバンス・ケア・プランニング」[1] が発行されました。

　冊子は5つのステップから構成されており、各ステップの冒頭にある項目をチェックしながら、その理由を記入するようになっています。一度にすべて記入することは骨が折れます。じっくり時間をかけて取り組みましょう。

●アドバンス・ケア・プランニング（ACP）の進め方[2]

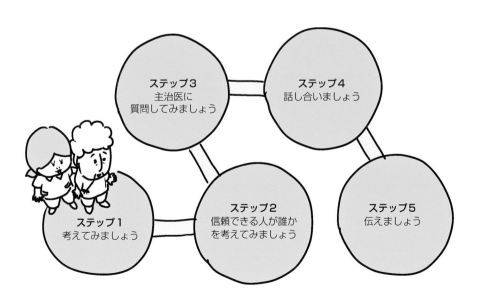

● 話し合いをする時のポイント

• 1人で決めない

• 一度に決めない

• 患者と医療者が十分な対話をする。そのうえで患者の意思を尊重する

• 医療者間では、多職種で相談する

• 患者自身の意思が確認できない時は、

　✓家族なども含め患者の意思を推定し、それを尊重する

　✓多職種のチームで関わる

　✓判断が難しい場合は、多職種専門チームから助言を得る

　人の気持ちや考え方は変化することを心得て取り組みます。患者だけでなく、家族も医療者も同じように迷い、戸惑うことがあります。一度決めたからといって、それは永久ではありませんし、もちろん、絶対でもありません。**決断を「保留」あるいは、「撤回」できることも保証されている**ことをお互いに理解しておきましょう。

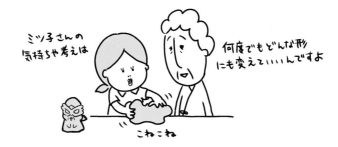

ミツ子さんにできること

　「これからの治療・ケアをどうするか」の話し合いは、「どこで、どのように最期を迎えたいか」という話につながるため、家族であっても（家族だからこそ）話し合うのを先延ばしにしがちです。ミツ子さんも「家に帰るよりも、このまま最期まで病院にいたい」という自分の本心を家族に打ち明けることができずにいました。

　看護師が話し合いのきっかけをつくることで、ミツ子さんや家族が望むことをお互いに伝え合い、どうしたらいいかを考えることができると

いいですね。

- 患者や面会に来た家族にACPの冊子を見せて、一緒に取り組んでみないか意思確認をしてみましょう。

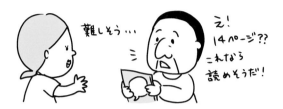

- 急かさないで、本人もしくは家族から何らかの反応（質問・疑問）があったら、誠実に対応します。
- 一度、医師・看護師と、家族あるいは一緒に話しておきたい人とともにざっくばらんに話し合うことを提案してみます。
- 話し合う日時と場所、メンバー（主治医、看護師のほか、PT、OT、薬剤師など）を決めます。加わってほしい多職種メンバーの希望を聞きます。
- その際に話し合ったことは、後日、気が変わっても何も問題はないことを約束します。
- 話し合いは、何度でもできること、むしろ繰り返し話し合いたいということを伝えます。
- あくまでも、本人の**気兼ねのない真実に近い意思を尊重したい**ことを伝えます。

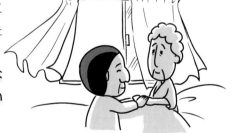

❀患者の最期について気負わず、気疲れすることなく話せる場と時間をつくるのが、看護師のつとめです。

文献

1）木澤義之（編）：平成29年度厚生労働省委託事業 人生の最終段階における医療体制整備事業 これからの治療・ケアに関する話し合い－アドバンス・ケア・プランニング. 神戸大学, 2018.
2）前掲書, p.3.

生きてきたように逝きたい

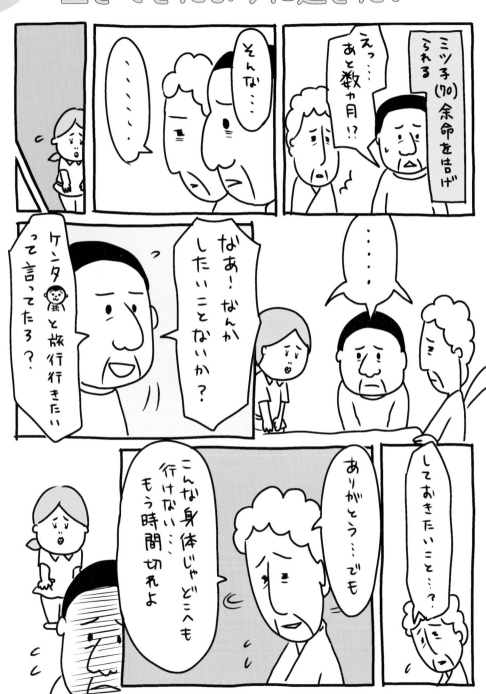

患者のミカタ

余命なんて聞いて何の意味があるの？ こうしたい、ああしたかったなんて思っても、今さらどうにもならない。もうひたすら、その時が来るのをじっと待つしかないでしょ。朝、目覚めないのが一番楽よね。家族に迷惑をかけずに逝きたいけど、それもきっと無理。生きてきたように逝けたらいいのに。

看護のミカタ

あと数ヵ月言われるんは酷やわ。余命を伝えることって必要なんかなぁ。ただ、残された時間を思う存分、自分らしく過ごせたら、素敵や思う。せやけど、そないな理想的なことなんてほんまにできるん？ 看護師にできることって何？

残された時間、何をどうしたらいいのかわからない…

　実はミツ子さん、今回の再入院が決まった時に、すでにできる限りの身辺整理をしてきていたのです。最初の入院と手術の際に、残された時間が長くないことを知り、少しずつ人生の終（しま）い方を考えていました。

　でも、やはり余命の宣告は、人生の幕が突然降ろされるようでショックでした。あと数ヵ月をどのように生きるのか、まったく見当がつきません。そして答えの出ない、不安と悩みをもったまま最期を迎えたくない、という気持ちが徐々に強くなってきているのでした。

　余命を伝えられることで、「自分のやるべきことをしておこう」と前向きに考えられる人もいます。でも、大半の人はミツ子さんのように、**もやもやした不安を抱え、うつうつとした気持ちで日々揺れ動いている**のではないでしょうか。

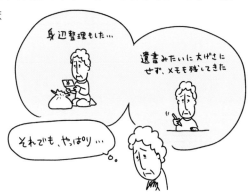

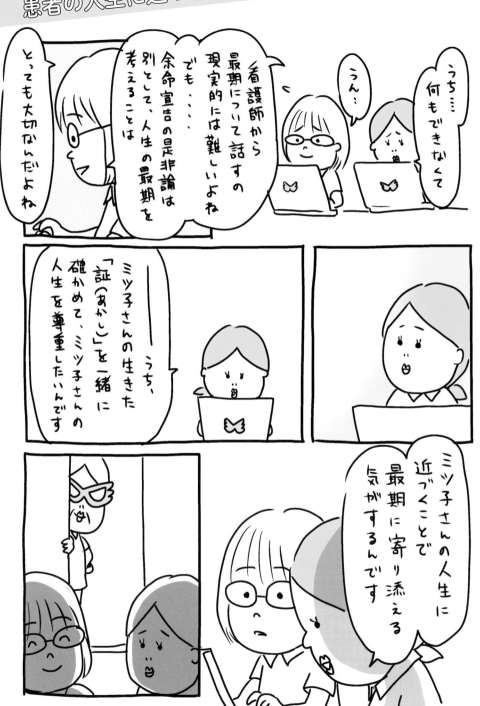

"さりげなく" ライフ・ストーリーを聴く

　日々の看護の中で、さりげなくミツ子さんのライフ・ストーリーを聴き、その物語を紡ぎましょう。この **"さりげなく"**、実はとっても難しいのです。最も高度で究極の看護技術かもしれません。

　認知症の予防などに取り入れられている「回想法」[1] をアレンジして、その人の生活や大切にしていることについて話を聴いていくのも、方法の1つです。回想法は、自分自身を快適にしたり、訪れる死のサインに伴う不安を和らげる効果があるといわれています[2]。

1 枕もとの写真から話題を広げる

　家族に写真や動画を持ってきてもらい、思い出話（回想）をします。個人や家族の写真には、ポジティブな出来事が多く刻まれています。できるだけ楽しいことを話してもらいましょう。

2 患者自身のライフイベントを話してもらう

　• どんな時代に生まれ、どんな生活だったか？
　• 仕事で生きがいを感じたことは何か？
　• 結婚、出産、育児体験で自分を褒めたいことは何か？

　できればライフイベントを図式化してもらいましょう。よりイメージがふくらみます。

3 行ってみたいところを教えてもらう

- 故郷など、もう一度行きたい場所は？
- 転居、転勤、旅行などで行った、もう一度行ってみたいところは？

4 好きな○○とその理由を教えてもらう

好きな食べ物、好きな色、好きな有名人などについて教えてもらいます。その理由も聞いてみましょう。

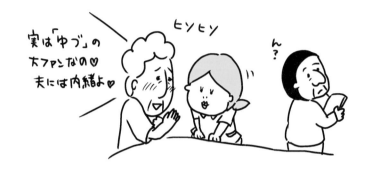

5 趣味や特技を教えてもらう

「これだけは人に負けない」という特技、得意な家事やコワザを教えてもらいましょう。昔の便利な小道具や、懐かしい家電についても聞いてみましょう。

当然ですが、話を聴く時は話すことを無理強いしてはいけません。また、ここで語られたことは「否定しない」そして、必要以上に「他言しない」ことが大原則です。

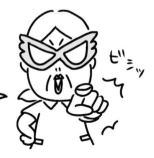

生き方を聴く、生き方を認める

　ライフ・ストーリーには、その人がこれまでどのように生きてきたのか、何を大切にしてきたのか、そしてこれからどう生きていきたいと考えているのか、といったことすべてが含まれます。もちろん、限られた時間でそのすべてを聴くことはできません。その人の"生き様のカケラ"をちょっと見せてもらう、そんな感じです。

　患者は自分のライフ・ストーリーを語ることで今までの生き方を改めて知ることができます。それは、残された人生を生きるための道標になるかもしれません。

　看護師は、これまでの生き方を否定することなく耳を傾け、うなずき、時には賞賛します。患者にとって、それは大きな支えになるでしょう。

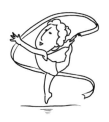

実は新体操の選手で
オリンピック出場を目指していたの。

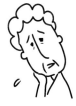

何度手術しても、入退院を繰り返しても、繰り返されるものは実は怖くなかったわ。これからやってくる「死」は、体験できないから怖いように思えるの。本当は、ただわからないだけ。朝、目が覚めないのがいいのかなんて、いくら考えてもよくわからないわ。

　その時々の思いや考え方も誰がなんと言おうが、私が選択して決めたことなの。今さら、誰のせいにもしたくないわ。

　これがわたしの生き様です。…なんて、最期も潔く逝きたいものね。

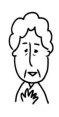

エンド・オブ・ライフケア
──看護師にこそできることがあります

　超高齢社会は、「多死社会」でもあります。健康長寿を願う人々の多くは、その行きつく先として安らかな「死」を望んでいます。終末期を見据えたケアは、医療を中心にした終末期医療、ターミナルケアという考え方から「**エンド・オブ・ライフケア**」という広義の概念で取り組むケアになりつつあります。

　「日本エンドオブライフケア学会」によると、エンド・オブ・ライフケアとは、「すべての人に死は訪れるものであり、年齢や病気であるか否かに関わらず、人々が差し迫った死、あるいはいつかは来る死について考え、最期までその人らしい生と死を支えること、ならびに生と死を見送った家族が生きることを支えるケアである」[3] と定義されています。ケアの対象には家族も含まれます。患者はもちろん、その家族は患者とともに揺れ動き、心身を疲弊させていきます。患者家族から「遺族」への変容は、たやすくは受け入れられないものです。

　あなたが看護師としてできる、患者と家族にできるエンド・オブ・ライフケアについて考えてみてください。

患者と家族の二人三脚を看護（みまも）る看護師は、どのようなエンド・オブ・ライフケアが適切かプロデュースします。時にその伴走者として、あるいは、ポジティブに闘う
チアリーダーのようなディレクター
役を担います。

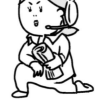
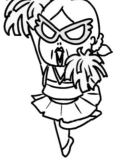

　余命あるいは予後告知に関わる患者の意思決定支援は、慎重かつ現実的に進めます。患者や家族がどこまで、どのようなことを知りたいのかに配慮しながら、信頼できる科学的な根拠に基づいて、現実的に今後の身体や意識の具体的な変化をわかりやすく示します。そして患者と家族と話し合いを重ねながら、**ケアのゴールを設定**します。その決め手は、「延命」か「安楽」かによって変わります。患者の意識がなくなる前に、患者と家族が十分に理解し、納得していることを確かめながらケアを行います。

✿患者と家族、そして医療者が理想的に思う「死」の迎え方は、必ずしも叶えられるものではありません。残された時間の長さは、誰にもわかりません。良かれと思うことをお互いに確かめ合いながら、納得と安心の積み重ねをするしかないのです。そして、笑顔で見送れたら最高です。

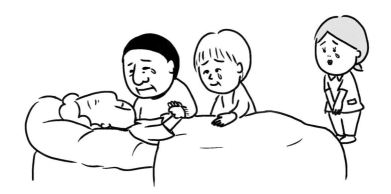

文献

1）日本回想療法学会：http://jra.kenkyuukai.jp/special/?id=14242（検索日：2019年10月最終アクセス）
2）明治安田生命グループ：介護総合情報サイトMY介護の広場. 心を開く回想法　2.回想法の効果.
https://www.my-kaigo.com/pub/carers/otasuke/jissen/（2019年11月最終アクセス）
3）日本エンドオブライフケア学会：日本エンドオブライフケア学会（Japan Society for End-of-Life Care）設立趣旨.
http://endoflifecare.jp/wp-content/uploads/20160719_syuisyo.pdf（2019年11月最終アクセス）

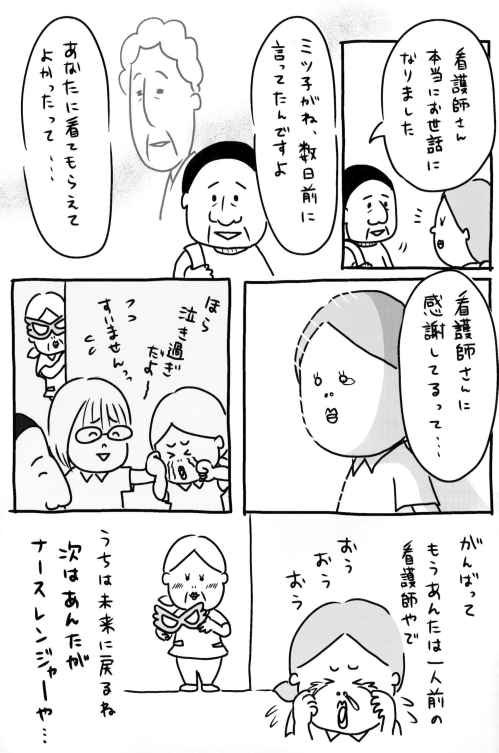

　長い昭和から平成への移り変わりは、劇的でした。そして、平成は天変地異、自然との闘いの連続でした。だからこそ、新たに迎えた令和は平穏無事であることを願うだけです。

　時代の移り変わりとともに、看護も変わります。変わらなければいけないことはたくさんあります。人生100年時代に突入した今、100年に耐えうる看護を編み出さなければなりません。長きにわたる「答えのない問い」に立ち向かう覚悟が要ります。

　でも、変わってはいけないこともあります。看護が、人が人を看護る（みまもる）誇り高い仕事であることは変わりません。

　あたかもAIが人間社会を席巻するかのような煽りに惑わされず、AIを適切に操れる近未来型の看護が目前に迫っています。

　国連が全世界に宣言した「持続可能な開発目標（SDGs:Sustainable Development Goals）」のひとつ、「すべての人々に健康と福祉を」は、看護にとっても大きな目標です。SDGsでは、先進国と途上国がともに手を携えて「誰ひとり取り残さないこと」が大きな特徴です。今、その持続可能な開発目標を担える看護師を育てることが、日本だけでなく、全世界から求められています。SDGsの5大要素は、人間、豊かさ、平和、パートナーシップ、地球であり、「共創」と「連携」が決め手となります。まさに、看護と同じです。

　患者の声なき声に耳を傾け、看護の若い芽を潰すことなく、成長し続けられるようナースレンジャーは「これからの看護」を応援し続けます。

　構想3年、悪戦苦闘、紆余曲折、波乱万丈の日々でしたが、ここまでなんとか辿り着けたのは、医学書院の品田暁子さんの一見穏やかそうな叱咤激励パワーにつきます。感謝感謝。そして、それ以上に感謝したいのは、医療や看護とは無縁にもかかわらず、驚きの発想力で作画してくださったchiomiさんです。最後まで懲りずにありがとうございました。

渡邉順子

索引

欧文

ACP（advance care planning）
　　　　　　　　　　　　　　165

CPM（continuous passive
motion）　　　　　　　101, 102

MCI（mild cognitive
impairment）　　　　　157, 159

MRI検査　　　　　　　　　　29

NRS（Numerical Rating Scale）
　　　　　　　　　　　　　　18

OPQRST、問診　　　　　15, 16

PNPを駆使した会話　　　　152

Q&A交換日記　　　　　　　57

SLR訓練　　　　　　　　　102

WHO方式がん疼痛治療法　105, 107

和文

あ

アイコンタクト　　　　137, 140

アドバンス・ケア・プランニング
（ACP）　　　　　　　　　165

い

胃カメラ検査　　　　　　　43

　──、種類　　　　　　　45

　──、体位　　　　　　　46

　──、麻酔　　　　　　　45

痛み、大腸内視鏡検査　　　39

痛み止め　　　　　　　　105

　──、術後　　　　　　　66

痛みのない日常生活　　　108

溢流性尿失禁　　　　　　126

イビキ、同室患者　　　77, 78

イメージトレーニング

　──、術前　　　　　　　65

　──、内視鏡検査前　　　37

医療用麻薬　　　　　　　105

　──、副作用　　　　　108

咽頭反射　　　　　　　45, 47

インフォームドコンセント　55

え

エクスポージャー　　　　　31

嚥下反射　　　　　　47, 117

エンジェル・アイ　　　　141

エンド・オブ・ライフケア　174

お

嘔吐反射　　　　　　　　　45

悪心・嘔吐　　　　　　　　15

オナラの「音」　　　　　　40

オムツの使用　　　　　　123

温罨法　　　　　　　　　　49

温熱療法　　　　　　　　107

か

咳嗽反射　　　　　　　　117

回想法　　　　　　　　　171

過活動膀胱　　　　　　　113

下肢伸展挙上訓練（SLR訓練）　102

がん検診　　　　　　　　　9

患者情報の取り扱い　　　　27

感情労働　　　　　　　　143

がん性疼痛　　　　　　　105

がん疼痛治療　　　　　　107

がんの再発

　──、告知　　　　　　149

　──、治療　　　　　　153

き

聴いてくれる姿勢　　　　159

機能性尿失禁	126
局所麻酔	61
筋弛緩	62
筋性防御	19
勤務交代時の挨拶	133

く

駆血	49
薬カンファレンス	96

け

ケアノート	57
ケアのゴール	175
経口胃カメラ	45
経鼻胃カメラ	45
軽度認知障害（MCI）	157, 159
下剤の種類、大腸内視鏡検査	38
血管確保	49, 51

こ

交換日記	57
口腔内ケア	120
拘束撲滅キャンペーン	73
誤嚥性肺炎	117
誤嚥予防	120
ゴーレム効果	151
個人情報	27

さ

最期の迎え方	163
サルコペニア	125
残尿	113
残尿感	112
残尿測定	114

し

叱り方の三原則	146
自己紹介	133

自助食器	120
持続的他動運動（CPM）	101, 102
刺入回数の目安	53
羞恥心、大腸内視鏡検査	37
術前の説明	58
守秘義務の遵守	27
情報収集	
——、入院時	21
——の目的	23
静脈血管アセスメント	49
静脈注射	49, 52
食事介助	117, 143
人工膝関節置換術後、リハビリ	
	101, 102
身体観察	91
身体拘束	69
——による弊害	71
——の神話	70
心不全	111, 126

す

睡眠環境	78
睡眠時無呼吸症候群	78
睡眠薬	75, 77
ストーマ	55
——、退院指導	59
ストローク	49

せ

清拭	81
——の温度	83
セルフ・イメージトレーニング	147
全身麻酔	61
——、不安	62, 65
「先生」という呼び方	131, 134
前立腺エコー検査	114
前立腺肥大	126
前立腺肥大症	113

そ

早期発見・早期治療　　　　　9, 11
早期離職　　　　　　　　　　145

た

退院指導　　　　　　　　　　59
大腿四頭筋等尺収縮運動　　　102
大腸がん検診、受診率　　　　35
大腸内視鏡検査　　　　　　　35
対話　　　　　　　　　　　　73
タッピング　　　　　　　　　49

ち

チェックリスト、内視鏡検査前　37
蓄尿障害　　　　　　　　111, 112
「痴呆」という呼称　　　　157
昼間頻尿　　　　　　　　　　113
鎮静　　　　　　　　　　　　62
鎮静薬
　──、胃カメラ検査　　　　45
　──、大腸内視鏡検査　　　39
鎮痛　　　　　　　　　　　　62
鎮痛薬　　　　　　　　　　　108

て

点滴　　　　　　　　　　49, 87
　──、身体拘束感　　　　　91
点滴管理　　　　　　　　　　90
転倒リスク　　　　　　　　　69

と

導尿　　　　　　　　　　　　114
トラウマ、胃カメラ検査　　　44

な

ナースコール　　　　　87, 89, 91
内服指導　　　　　　　　　　96

に

入浴の効果　　　　　　　　　81
尿意切迫感　　　　　　　　　113
尿失禁　　　　　　　　　　　111
　──のタイプ　　　　　　　126
尿流速測定　　　　　　　　　114
尿路結石　　　　　　　　　　115

ね

熱布清拭　　　　　　　　81, 83

の

ノンバーバルコミュニケーション　139, 141

は

徘徊　　　　　　　　　　157, 159
排出障害　　　　　　　　111, 112
排泄ケア　　　　　　　　　　123
排泄自立　　　　　　　　　　123
排尿後尿滴下　　　　　　　　112
排尿困難　　　　　　　　　　111
排尿障害　　　　　　　　111, 112
　──、検査　　　　　　　　114
排尿チェック表　　　114, 126, 127
排尿日誌　　　　　　　　　　114
排便コントロール　　　　　　127
排便障害　　　　　　　　　　83
バッドニュース　　　　　149, 152
パニック障害　　　　　　　　31
反跳痛　　　　　　　　　　　19

ひ

ピグマリオン効果　　　　　　151
非言語的コミュニケーション
　　　　　　　　　　　139, 141
ひとり歩き　　　　　　　　　157
頻尿　　　　　　　　　　111, 113

ふ

腹痛	15
不眠の原因	75, 77
ブリストルスケール	126
プレパレーション	57, 66

へ

閉所恐怖症	29, 31
ベッドサイドリハビリ	102
ベッド上排泄	123
ベッドバス	81, 83
便潜血検査	35

ほ

放散痛	18
乏尿	126
歩行訓練	103
歩行能力	125
歩行補助具	126
褒めケア	152
ポリファーマシー	93

ま

マウスピース	46
麻酔、胃カメラ検査	45
麻酔の副作用	66
麻酔薬	61
慢性心不全	123

む

ムセ込み	117

め

目の動き	139
面談のコツ	25

や

夜間頻尿	113, 126
薬物起因性老年症候群	95
薬物有害事象	93, 96

よ

要精検	9, 13
余命を伝える	169

ら

ライフイベント	171
ライフ・ストーリー	171, 173

り

リハビリ、人工膝関節置換術後	101, 102
リハビリテーション	99

れ

レッドフラッグサイン	15

患者の皆さん

キヨシ	14, 42
ケイ子	60, 136, 148
タマ子	92, 116, 130, 142
チカ子	8, 34
友蔵	74, 80
ヒロシ	28, 110, 122
マユミ	20, 48, 86
ミツ子	54, 104, 162, 168
ヤスオ	68, 98, 156